Kommunikation und Interaktion in der Pflege

Kommunikation und Interaktion in der Pflege

Heinz-Joachim Büker
Margret Schumacher

Heinz Joachim Büker
Margret Schumacher

Kommunikation und Interaktion in der Pflege

Kurzlehrbuch für Ausbildung und Praxis

hogrefe

Heinz-Joachim Büker. Oberstudiendirektor (OStD i. R.), Schulleiter, Lehramt SEK II – Fächer: Sozialpädagogik/Deutsch, Emsdetten.
Margret Schumacher. Studiendirektorin (StD' i. R.), stellvertretende Schulleiterin, Lehramt Sek II – Fächer: Deutsch, Geschichte, Dipl. Gerontologin, Münster

Bibliografische Information der Deutschen Nationalbibliothek
Die Deutsche Nationalbibliothek verzeichnet diese Publikation in der Deutschen Nationalbibliografie; detaillierte bibliografische Daten sind im Internet über http://www.dnb.de abrufbar.

Anregungen und Zuschriften bitte an:
Hogrefe AG
Lektorat Pflege
z.Hd. Jürgen Georg
Länggass-Strasse 76
3012 Bern
Schweiz
Tel. +41 31 300 45 00
info@hogrefe.ch
www.hogrefe.ch

Lektorat: Jürgen Georg, Alissa Leuthold
Redaktionelle Bearbeitung: Martina Kasper
Herstellung: René Tschirren
Umschlagabbildung: Getty Images/FatCamera
Satz: Matthias Lenke, Weimar
Druck und buchbinderische Verarbeitung: Multiprint Ltd., Kostinbrod
Printed in Bulgaria

1. Auflage 2024

(E-Book-ISBN_PDF 978-3-456-96336-5)
(E-Book-ISBN_EPUB 978-3-456-76336-1)
ISBN 978-3-456-86336-8
https://doi.org/10.1024/86336-000

Inhaltsverzeichnis

Einführung

„*Was von Gesprächen bleibt. Menschen unterschätzen ihren Eindruck auf andere*", so Titel und Untertitel eines Artikels in der Süddeutschen Zeitung (Herrmann, 2021), der eine amerikanische Studie von Psychologen aufgreift, die in Experimenten mit mehreren Hundert Teilnehmer*innen untersuchten, wie nach Ansicht der Probanden Gespräche mit anderen auf diese (nach-)gewirkt hatten. Ergebnis: „... wenn ein Gespräch die Bezeichnung Dialog verdient hat, unterschätzen Menschen chronisch, wie viel und wie lange der andere noch über den Austausch nachdenkt" (Herrmann, 2021). Stattdessen gingen sie davon aus, dass sie selbst sich mehr Gedanken über das Gesagte machten als der/die andere.

Nicht nur die amerikanische Studie ist Beleg dafür, dass der Kommunikation mit anderen sowohl im privaten als auch im beruflichen Bereich ein hoher Stellenwert zukommt. Folgerichtig machen auch die „neuen" bundeseinheitlichen Rahmenlehrpläne für die Ausbildung von Pflegefachfrauen und Pflegefachmännern (BMJ, 2018) entsprechende Vorgaben für das anzustrebende Kompetenzprofil.

In den der „Ausbildungs- und Prüfungsordnung für die Pflegeberufe" (Lemke, 2021) hinzugefügten fünf Anlagen, die die von den Prüflingen nachzuweisenden Kompetenzen:

- für die Zwischenprüfung (Anlage 1)
- für den generalistischen Abschluss (Anlage 2)
- für den Abschluss für Gesundheits- und Kinderkrankenpfleger*innen (Anlage 3)
- für den Abschluss zu Altenpfleger*innen (Anlage 4) und
- für den Abschluss der hochschulischen Pflegeausbildung (Anlage 5)

auflisten, wird der Bereich Kommunikation jeweils in Punkt II als ein eigenständiger Kompetenzbereich aufgeführt – „Kommunikation und Beratung personen- und situationsorientiert gestalten" – und in einer Reihe von Unterpunkten differenziert ausgestaltet.

An der vorangehend vorgestellten Systematik orientiert sich auch dieses Lehrwerk. Zunächst (**Kap. 1.3**) werden kommunikationstheoretische Grundlagen thematisiert, die sich auf Basisregeln des Sprachalltags beziehen:

- Wie funktioniert Sprache?
- Was macht Sprachkompetenz aus?

Kommunikative Kompetenzen, z. B. Empathie und aktives Zuhören, berücksichtigen die nonverbalen Anteile von Kommunikation, erfassen aber auch standardisierte Formate (z. B. kollegiale Beratung, Supervision), die das eigene Handeln zum Gegenstand machen.

Das Krankenhaus als Interaktions- und Kommunikationsrahmen bildet den thematischen Abschluss des übergeordneten Teils dieses Lehrbuches (**Kap. 4**).

Kommunikation und Interaktion mit Kindern, Jugendlichen und alten Menschen als spezifische Zielgruppen der Pflege werden in zwei Vertiefungskapiteln thematisiert.

Wer mit (Klein-)Kindern, Jugendlichen angemessen kommunizieren will, braucht ein Grundwissen darüber, auf welche sprachlichen Fähigkeiten er in welchen Altersgruppen in der Regel trifft und wie er seine Kommunikation angemessen gestaltet. Entsprechend finden sich im ersten Teil des **Kapitels 5** „Kommunikation mit Kindern und Jugendlichen" Ausführungen zur sprachlichen Entwicklung bei Kindern – zu den Voraussetzungen, der Bedeutung der verschiedenen Entwicklungsbereiche, deren Auswirkungen auf die Sprachentwicklung, auf Sprachvermögen, Sprachverständnis und Sprechfreude.

Im zweiten Teil des Kapitels, der sich der Kommunikation mit Kindern und Jugendlichen widmet, steht die Pflegesituation im Krankenhaus im Mittelpunkt (**Kap. 5.2**). Ein Krankenhausaufenthalt kann für Kinder und Jugendliche als Patient*innen, aber auch für deren Familie und Freund*innen, sehr belastend sein. Diesbezüglich Einfühlungsvermögen hervorzurufen, Wissen darüber, welche Formen des stationären Aufenthaltes für Kinder und Jugendliche angeboten werden, zu vermitteln und auch bauliche bzw. räumliche Gegebenheiten als wichtige Faktoren der Kommunikation zu sehen, sind die Intentionen dieses Teils.

Im abschließenden **Kapitel 6**, das sich vertiefend mit der Gruppe alter Menschen auseinandersetzt, geht es – nach einer Klärung des Altersbegriffs – um den konkreten Austausch, z. B. bei Tür- und Angelgesprächen (**Kap. 6.1**) oder bei der Gestaltung eines Erzählkreises (**Kap. 6.3**). Als weitere zentrale Themen, die diese Altersgruppe betreffen, werden Demenz, Tod und Sterben bearbeitet (**Kap. 6**).

Teil I

Grundlagen

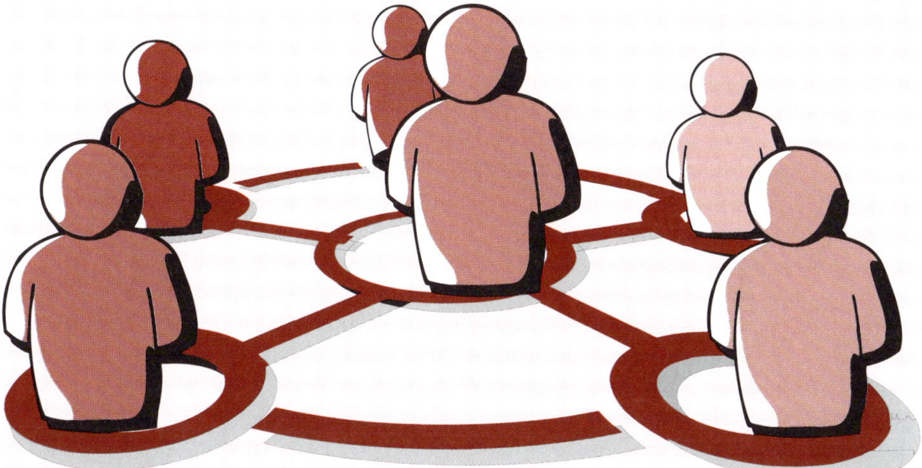

1 Gespräche in der Pflege – kommunikationstheoretische Orientierungen

Der Mensch ist ein sozial-kulturelles Wesen. Er ist auf den Kontakt zu anderen angewiesen, aus diesen Kontakten und Bezügen zu anderen Menschen, aus der Beziehung zur Umwelt, entwickelt er soziale Identität und seine eigene Persönlichkeit.

Grundlegend beginnt dieser Prozess am Anfang des Lebens über die Beziehung zu den ersten Bezugspersonen, in der Regel Mutter und Vater. Im weiteren Verlauf des Lebens sind Gruppen bzw. ist die Zugehörigkeit zu Gruppen wesentlich: Die Familie insgesamt mit Geschwistern, die Kinder in der Nachbarschaft, im Kindergarten, im Ganztag, in der Schule und später die Arbeitskolleginnen und -kollegen im Beruf. Alle Prozesse, die hier stattfinden, basieren auf Interaktion zwischen den Beteiligten. Wesentliche Grundlage von Interaktion ist Kommunikation, die ihrerseits im Wesentlichen über gesprochene Sprache, Gestik und Mimik, aber auch geschriebene Texte funktioniert.

Eigentlich, so könnte man meinen, sollten Kommunikationsprozesse problemlos funktionieren: Nachbarn unterhalten sich über das Wetter, der/die Bundeskanzler*in gibt eine Regierungserklärung zur Situation in der Europäischen Union ab, der Oberarzt spricht während der Visite mit der Patientin/dem Patienten über die Behandlungsperspektive, im Teamgespräch tauschen sich die Pflegekräfte über die Urlaubsplanung aus. Am Ende wissen alle Beteiligten, worum es geht, jede*r hat denselben Kenntnisstand, fühlt sich gut informiert, von anderen verstanden. Wie wir jedoch wissen, verlaufen diese auf Wechselbeziehung beruhenden – interaktiven – Kommunikationsprozesse oftmals nicht problemlos: Was Person A gesagt und gemeint hat, wird von Person B noch lange nicht so verstanden. Menschen missverstehen sich, wollen sich nicht verstehen, hören sich nicht zu, reden aneinander vorbei, beschimpfen sich, machen sich Vorwürfe. Ein gemeinsames Verständnis ist oftmals nicht gegeben oder auch gar nicht angestrebt.

Woran liegt das? Wie kann der Austausch optimiert werden? Wie können die kommunikativen Prozesse erfolgreich gestaltet werden? In diesem Kapitel sollen Wege aufgezeigt werden, wie Kommunikation und damit Interaktion optimiert und Störungen reduziert werden können.

Diese Wege beinhalten:

- die Auseinandersetzung mit Prinzipien, nach denen Kommunikation abläuft – nach *Friedemann Schultz von Thun* (**Kap. 1.1**)
- Regeln, die für Kommunikation von Bedeutung sind – nach *Paul Watzlawick* – (**Kap. 1.2**) und
- die Frage nach der Bedeutung von Gestik, Mimik und Körper für kommunikative Prozesse (**Kap. 1.3**).

1.1 Vier Dimensionen einer Nachricht

Kompetenz nach PflAPrV

Kommunikation und Beratung personen- und situationsorientiert gestalten (II. 1.a)

Die Absolventinnen und Absolventen ...
machen sich eigene **Deutungs- und Handlungsmuster** in der pflegerischen Interaktion mit Menschen aller Altersstufen und ihren Bezugspersonen und mit ihren unterschiedlichen, insbesondere kulturellen und sozialen Hintergründen bewusst und reflektieren sie (BMJ, 2018, S. 1597).

Schulz von Thun geht bei kommunikativer Interaktion von Nachrichten aus, die Menschen als Sender*innen und Empfänger*innen untereinander austauschen, dargestellt in **Abbildung 1-1**. Diese Nachrichten beinhalten vier unterschiedliche Aspekte, Dimensionen oder, wie Schulz von Thun es sagt, vier Seiten: (von Thun, 2021)

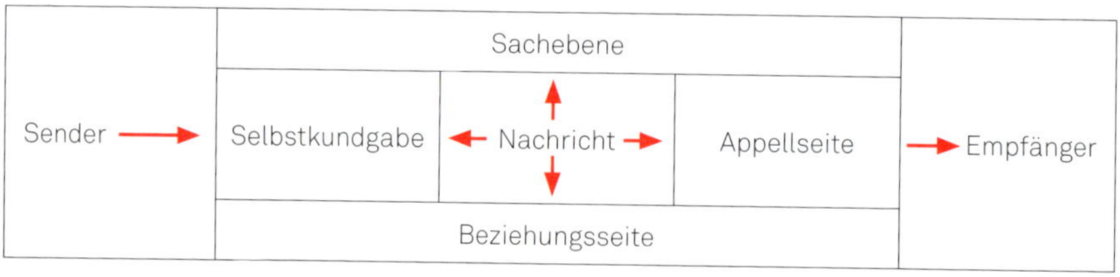

Abbildung 1-1: Die vier Seiten einer Nachricht (Eigendarstellung in Anlehnung an von Thun, 2021, Quelle Rowohlt-Verlag.

Sachebene

Der Sachverhalt einer Nachricht wird klar und eindeutig mitgeteilt. Sachlichkeit und Verständlichkeit sind das Ziel dieser Seite im Kommunikationsprozess. Der Sachaspekt der Nachricht soll störungsfrei übermittelt werden. Wenn jedoch die Sachseite einer Nachricht überlagert ist von anderen Botschaften, dann treten häufig Störungen in Interaktion und Kommunikation auf.

Beziehungsseite

„Wie behandle ich meinen Mitmenschen durch die Art meiner Kommunikation? Je nachdem, wie ich ihn anspreche, bringe ich zum Ausdruck, was ich von ihm halte" (von Thun, 2021, S. 14). Der andere fühlt sich in der Folge „... akzeptiert und vollwertig behandelt oder aber herabgesetzt, bevormundet, nicht ernst genommen" (von Thun, 2021, S. 14). Hier steht das ‚Wie' der Kommunikation im Vordergrund – im Gegensatz zum ‚Was' beim Sachaspekt.

Der Selbstoffenbarungsaspekt/die Selbstkundgabe

Mit jeder Nachricht gibt ein Sender auch etwas von seiner Persönlichkeit preis. Sie oder er sagt etwas über sich aus. „Diese Selbstoffenbarung kann mehr oder weniger bewusst, mehr oder weniger reichhaltig und tiefgreifend, mehr oder weniger getarnt und versteckt sein – aber sie kann nicht nicht sein" (von Thun, 2021, S. 109). Anders ausgedrückt: Ob wir wollen oder nicht, in jedem Gespräch sagen wir auch etwas über uns aus. Diese Selbstkundgabe sollte möglichst authentisch erfolgen und die eigenen Gefühle, Werte, Überzeugungen, Bedürfnisse, personenspezifische Merkmale beinhalten.

Appellseite

Nachrichten sind kein Selbstzweck. In aller Regel soll durch die Vermittlung etwas bewirkt werden. Beim Gegenüber Einfluss nehmen und Wirkungen erzielen ist ein weiterer Bestandteil des Kommunikationsprozesses. So soll der andere nicht nur informiert, sondern ggf. überzeugt, eingeschüchtert oder aber auch erfreut werden. Die Wirkungsmöglichkeiten – ob bewusst und offen oder heimlich und versteckt – sind vielschichtig (von Thun, 2021).

Alle vier Botschaften sind in einer Nachricht *immer* vorhanden. Sie sind in der Nachricht des Senders enthalten. Welche der Botschaften, in welcher Intensität vom Empfänger aufgenommen wird, ist jedoch offen. Anders ausgedrückt: Auf welche Botschaft das Ohr des Empfängers primär ausgerichtet ist, ist nicht immer klar. Wie unterschiedlich die Nachricht eines Senders vom Empfänger aufgenommen werden kann, verdeutlichen die nachfolgenden zwei Beispiele.

Beispiel 1

Gesprächssequenz aus dem Fernsehfilm „Bring mich nach Haus“ (Balthasar, 2021)

Im Mittelpunkt des Fernsehfilms aus dem Jahr 2021 stehen zwei Schwestern, deren Leben eine massive Veränderung erfährt. Als Ulrike, eine der beiden Schwestern, ihren Sohn zur Betreuung zu ihrer Mutter bringt, bricht diese zusammen, wird ins Krankenhaus gebracht und fällt dort ins Koma. Die **Abbildung 1-2** zeigt die beiden Schwestern – Ulrike Gerlach, gespielt von Silke Bodenbender, und Dr. Sandra Hartwig, gespielt von Anneke Kim Sarau – bei ihrem ersten Zusammentreffen im Krankenhaus am Bett ihrer Mutter Martina Hartwig, gespielt von Hedi Kriegskotte. Eine Diagnose ist zu diesem Zeitpunkt noch nicht gestellt.

In der dann folgenden Szene werden die beiden Schwestern von der behandelnden Ärztin, Frau Dr. Immel, im Film dargestellt von Helena Hentschel, informiert.

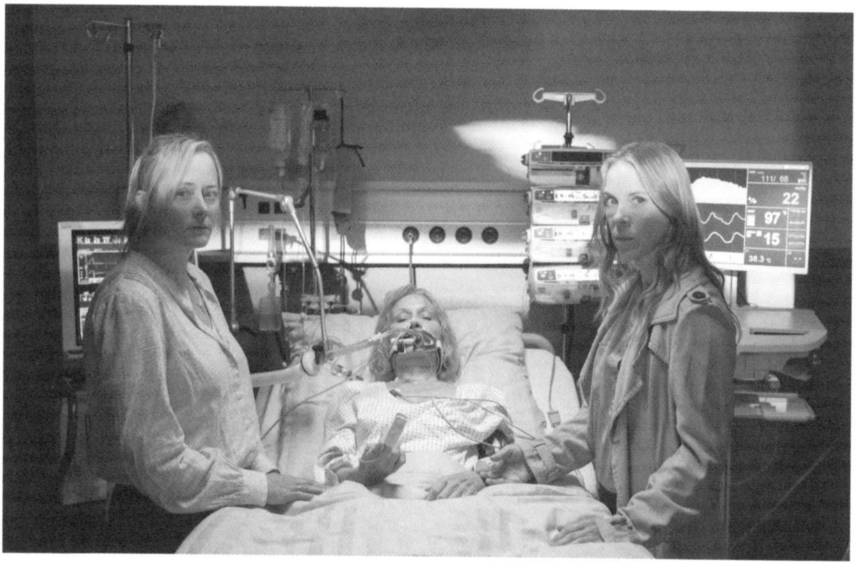

Abbildung 1-2: Die Schwestern am Bett ihrer Mutter – vor der Diagnose (© ZDF Pressefoto, 2021, Hannes Hubach, mit freundlicher Genehmigung)

Die Szene bzw. Gesprächssequenz

Krankenhausflur, Schwestern sitzend mit dem Blick in den Flur gerichtet; die Ärztin kommt über den Flur gelaufen, sieht die Frauen, geht auf diese zu und beginnt – stehend – zu reden.

Dr. Immel: *„Entschuldigung, gehören Sie zu Frau Hartwig?“*

Sandra Hartwig: *„Ja, wir sind die Töchter.“*

Dr. Immel: *„Tut mir leid, dass es so lange gedauert hat, aber wir hatten einen Notfall nach dem anderen, Dr. Immel, hallo.“*

Beide Schwestern gleichzeitig: „Hallo!“

Dr. Immel: *„Ich hatte gestern Ihre Mutter im OP, ich weiß nicht, inwiefern Sie schon aufgeklärt wurden.“*

Sandra Hartwig: *„Gar nicht.“*

Dr. Immel *„Ihre Mutter hat eine Gehirnblutung erlitten. Ein geplatztes Aneurysma. Dafür kann es verschiedene Faktoren als Ursachen geben, die lassen wir erstmal beiseite.“*

Sandra Hartwig: *„NeeNee, gehen Sie auch mal in die Details.“*

Dr. Immel: *„Es gab durch dieses geplatzte Aneurysma eine massive Schwellung des Gehirns und daraus resultierend einen stark erhöhten Hirndruck. Dadurch kam es leider zu einer kritischen Sauerstoffunterversorgung des gesamten Großhirns. Des Weiteren vermuten wir eine starke Beschädigung des Hirnstamms.“*

(Dr. Immel blättert in den Unterlagen)

Dr. Immel: *„Es gab keinerlei Pupillenreaktionen“ – blättert weiter – „auch andere Reaktionstests sind bislang alle negativ geblieben. Allerdings müssen wir abwarten, wie die Lage aussieht, wenn die Schwellung zurückgegangen ist. Die ersten 48 Stunden sind in der Regel im Koma entscheidend, ob der Patient ...“*

Ulrike Gerlach: *„Stirbt, oder was? Also bei uns in der Gemeinde da gibt's ne ältere Frau, die lag drei Wochen im Koma, dann ist sie wieder aufgewacht. Das war eigentlich ...“*

Dr. Immel: *„Wie gesagt, es ist im Fall Ihrer Mutter noch viel zu früh, eine Prognose über den weiteren Verlauf abzugeben. Aber ich kann Ihnen versichern, wir tun hier auf dieser Station alles, was in unserer Macht steht, dass sie durchkommt. Haben Sie noch Fragen?“*

Sandra Hartwig: *„Nee, danke.“*

Dr. Immel: *„Bis dann.“*

Dr. Immel geht, Schwestern bleiben zurück, Ende der Szene (Balthasar, 2021)

Der zentrale Aussagewert dieser Szene ist sicher, dass die beiden Schwestern nun über die Situation informiert sind. Sie haben Kenntnis von der Diagnose, wissen, wie es um ihre Mutter steht.

Bei genauerer Betrachtung enthält die Szene aber weitere Botschaften, die den vier Seiten einer Nachricht zugeordnet werden können. Betrachten wir in der nachstehenden **Tabelle 1-1** einen Teil aus dieser Sequenz genauer.

Tabelle 1-1: Die vier Seiten einer Nachricht aus dem Beispiel 1 (Eigendarstellung)

Textausschnitt/Nachricht	Zentrale Botschaften
„Ihre Mutter hat eine Gehirnblutung erlitten. Ein geplatztes Aneurysma. Dafür kann es verschiedene Faktoren als Ursachen geben, die lassen wir erstmal beiseite.“ (Dr. Immel)	**Sachebene (1)** Die medizinische Diagnose ‚Gehirnblutung', ‚geplatztes Aneurysma' wird deutlich benannt, es handelt sich also um eine fachliche Darstellung.
	Sachebene (2) Gleichzeitig wird die Diagnose nur verkürzt wiedergegeben (‚verschiedene Ursachen … lassen wir beiseite'), und der Sachaspekt als sehr komplex dargestellt.
	Selbstkundgabe/-offenbarung (1) Mit der Verwendung des Fachbegriffes ‚Aneurysma' weist sich Frau Dr. Immel gleichzeitig als Fachfrau aus. Es ist auch nicht davon auszugehen, dass Laien diesen Fachbegriff verstehen, sodass hier gleichzeitig auf die Kompetenz der ärztlichen Rolle verwiesen wird.
	Selbstkundgabe/-offenbarung (2) Die Verdeutlichung und Darstellung der eigenen Persönlichkeit (hochkompetent), zeigt sich ebenfalls im Nachsatz: Die Ursachen sind sehr komplex, deren Kenntnis ist nur für Fachpersonal von Bedeutung bzw. zu verstehen und kann ‚beiseite gelassen werden.'
	Beziehungsseite (1) Den beiden Schwestern wird durch die Ärztin die Rolle von Laien zugewiesen. Die Herausstellung der eigenen Kompetenz korrespondiert mit der Abwertung des Gesprächspartners. Die Schwestern sind für die Ärztin keine vollwertigen Gesprächspartner:innen.
	Beziehungsseite (2) Mit der Verwendung des Pronomens ‚wir' unterstellt die Ärztin ein nicht vorhandenes gemeinsames Anliegen, ein gemeinsames Interesse. Dieses wird aber nur einseitig durch die Ärztin formuliert, sodass sich die Schwestern bevormundet fühlen müssen.
	Appellseite (3) Den Schwestern wird sehr deutlich gemacht, dass sie die Empfängerinnen einer Nachricht sind und keine Gesprächspartnerinnen: Es ist kein Gespräch gewünscht, sie haben die Ärztin als Fachautorität zu akzeptieren.
	Appellseite (4) Die Ärztin will damit auch bewirken, dass keine Nachfragen gestellt werden und das Gespräch möglichst schnell beendet wird.

Tabelle 1-1: *Fortsetzung*

Mit welchem Ohr wird die Nachricht gehört? Welche möglichen Handlungsmuster könnte die Nachricht bei den Adressatinnen und Adressaten, den beiden Schwestern, auslösen: • Es entsteht Zufriedenheit → Die Fachlichkeit der Ärztin überzeugt und beide sind froh, nicht mit Details überfordert zu werden. • Es wird Widerstand erzeugt → So lassen wir nicht mit uns umgehen, wir wollen mehr wissen. Der weitere Verlauf des Gesprächs zeigt, dass die Schwestern eher unzufrieden sind, sich nicht mit der Kurzbeschreibung abgeben und auf differenzierte Antworten bestehen.

Beispiel 2

SWR 1, Podcast: Was Helfer*innen wirklich erleben, Pflege am Limit: Krankenschwester auf einer Corona-Station (Atassi, 2021)

In der Sendung des SWR vom 29.11.2021 beschreibt Marion, Krankenschwester auf einer Corona-Spezialstation, die besonderen Belastungen und Herausforderungen während der Pandemie. Der Anlass für die Einladung in die Sendung war eine Nachricht von ihr, die sie am 22.11.2021 per Telefon dem Sender hat zukommen lassen. Diese, mit vielfältigen Botschaften versehene, laut und sehr emotional vorgetragene Nachricht soll im Folgenden analysiert werden.

„Guten Tag, mein Name ist Marion, ich habe gerade eben in SWR 1 gehört, wie toll der Weihnachtsmarkt in Heidelberg ist. Ich habe gestern von 13.00 Uhr bis 22.30 Uhr ohne Pause auf der Corona-Station gearbeitet. Bei uns sterben die Menschen, es geht ihnen schlecht ... sie sind nicht hörbar, überhaupt nicht. Es sind junge, es sind alte, es sind geimpfte, es sind ungeimpfte. Da kommt hier eine Krankenschwester im Radio und sagt: ‚Ich find's gut, ich bin Krankenschwester, ich weiß, was im Krankenhaus abgeht.' Nee, weiß sie nicht. Ich kann nicht mehr, ich bin jetzt wieder auf dem Weg zum Frühdienst, ich hab' um halb elf Feierabend gehabt, hab' einen Heimweg, hab' einen Hinweg, jetzt können Sie sich mal ausrechnen, wie lange ich tatsächlich geschlafen habe. Und machen Sie nicht so viel Werbung für diese Weihnachtsmärkte und wie toll die Weihnachtsstimmung ist. Wenn es so weiter geht, erlebe ich Weihnachten nicht mehr. Ich find es einen Wahnsinn, ich kann nicht mehr, bin jetzt im Auto, jetzt auf dem Weg zur Arbeit und jetzt geht's wieder in die Hölle. Wie dumm sind sie denn, die Werbung machen? Wie dumm?" (Atassi, 2021)

Während beim ersten Beispiel offensichtlich die Diagnose als Sachaussage im Vordergrund stand, geht es hier um einen emotionalen Ausbruch einer jungen

Krankenschwester, die auf einer Corona-Station arbeitet. Dieser emotionale Ausbruch, dieser Hilfeschrei, steht v.a. in Verbindung mit Aussagen über sich selbst (Selbstoffenbarung) und mit einem Aufruf (Appell) an andere. Gleichzeitig werden aber auch Beziehungs- und Sachaussagen gemacht, wie in der **Tabelle 1-2** dargestellt.

Beide Beispiele machen deutlich, dass sprachliche Nachrichten, ob im Dialog oder als Radionachricht gesprochen, unterschiedliche Botschaften bzw. Deutungs-

Tabelle 1-2: Die vier Seiten einer Nachricht aus dem Beispiel 2 (Eigendarstellung)

Textausschnitt/Nachricht	Botschaften
„Ich kann nicht mehr, ich bin jetzt wieder auf dem Weg zum Frühdienst, ich hab' um halb elf Feierabend gehabt, hab' einen Heimweg, hab' einen Hinweg, jetzt können Sie sich mal ausrechnen, wie lange ich tatsächlich geschlafen habe."	**Selbstkundgabe/-offenbarung** Insbesondere der Einführungssatz unterstreicht die Gesamtaussage: Hier ist jemand körperlich und psychisch am Ende. Dies wird unterstützt durch die dann folgenden Aufzählungen, die die Belastungen weiter verdeutlichen.
	Appellseite In dieser Darstellung steckt selbstverständlich ein Hilfeschrei. Wenn jemand selber nicht mehr weiterweiß, sozusagen am Ende seiner Möglichkeiten angekommen ist, dann beinhaltet das immer auch einen Ruf nach Verständnis für diese Situation, nach Unterstützung und Hilfe.
	Beziehungsseite Die Krankenschwester tritt direkt mit ihren Adressaten in Beziehung, sie spricht sie an („können Sie sich mal ausrechnen") , nimmt diese ernst, begegnet ihnen auf der Ebene wechselseitiger Akzeptanz.
	Sachaspekt Selbstverständlich ist auch in dieser Nachricht ein Sachaspekt enthalten: Die Beschreibung des Dienstweges und der Arbeitszeit sind Fakten und demnach Sachaspekte dieser Nachricht.
Mit welchem Ohr wird die Nachricht gehört? Welche möglichen Handlungsmuster könnte die Nachricht bei den Adressatinnen und Adressaten, den Zuhörerinnen und Zuhörern, auslösen: • Die Frau übertreibt, so schlimm kann das doch gar nicht sein. Ich habe schließlich auch Anfahrzeiten zum Arbeitsplatz, dann muss man näher zur Arbeit ziehen. • Die Frau ist am Ende, wie so viele Pflegekräfte. Die Arbeitsbedingungen sind unmenschlich, hier muss Abhilfe geschaffen werden.	

muster implizieren. Je nach wahrgenommener Botschaft, je nachdem, mit welchem „Ohr" die Nachrichten gehört und dementsprechend gedeutet werden, werden sich bei den Empfängerinnen und Empfängern unterschiedliche Konsequenzen bzw. Handlungsmuster ergeben. Nachrichten werden akzeptiert, abgelehnt oder auch differenziert betrachtet und bewertet. So, wie die Nachricht durch den Sender mit vier Botschaften gesendet wird, so kann sie beim Empfänger unterschiedlich rezipiert werden – je nachdem, mit welchem „Ohr" die Nachricht gehört wird.

1.2 Fünf Regeln aus dem Sprachalltag

Watzlawick beschreibt Grundregeln der Kommunikation. Diese Grundeigenschaften basieren wesentlich auf der Erkenntnis, dass Wirklichkeit konstruiert wird. Es gibt keine objektive Wirklichkeit, Menschen entwickeln in ihren Vorstellungen eigene Wirklichkeiten. In der Kommunikation – als Austausch- und Interaktionsprozess – schaffen die Gesprächspartner*innen aus ihrer jeweils subjektiven Perspektive diese Wirklichkeiten, sie werden hier erzeugt. Die zentrale Frage ist: Nach welchen Mustern konstruieren sie diese Wirklichkeiten? Wie sprechen sie, wie handeln sie miteinander? Die fünf Regeln, die Watzlawick aus seinen Beobachtungen abgeleitet hat, werden diese Muster verdeutlichen (Watzlawick et al., 2017). Sie sind wichtige Deutungs- und Handlungsmuster im Kommunikationsalltag und bei der Interaktion.

Die Unmöglichkeit nicht zu kommunizieren

Montagmorgen, kurz vor sechs Uhr im Dienstzimmer. Schwester Beate sitzt am Tisch und gießt sich einen Kaffee ein. Pfleger Markus öffnet die Tür. „Guten Morgen. Oh, riecht gut nach Kaffee." Ohne weitere Reaktion nimmt Schwester Beate die Kanne und gießt auch Markus einen Kaffee ein.

Die kleine Szene macht zunächst deutlich: Kommunikation geht auch ohne Sprache: Schwester Beate sagt nichts, grüßt nicht zurück. Ihre Reaktion ist nonverbal: Sie gießt ihrem Kollegen einen Kaffee ein und gibt damit eine mögliche Antwort auf den Gruß und die Bemerkung von Markus. Sie hat also die kurze Antwort für sich interpretiert: Mein Kollege möchte Kaffee, ich gieß ihm eine Tasse ein. Sie verhält sich im interaktiven Kommunikationsprozess – auch wenn sie schweigt. Auch wenn sie nur geschwiegen, keinen Kaffee eingegossen hätte, wäre das ein Beitrag zur Kommunikation gewesen. Dieser wäre aber völlig anders zu bewerten gewesen. Während in der ersten Situation die Reaktion von Beate – auch wenn sie nicht antwortet – von Markus positiv gesehen werden kann, wäre im anderen Fall die Sache komplizierter gewesen: „Ist die aber abweisend heute." – „Hat die am Wochenende zu viel gefeiert, ist noch nicht ganz bei der Arbeit?" – Hat die irgendwelche Sorgen, dass sie so still ist?" Die Konstruktion der Interaktion, die Einordnung des Schweigens durch Markus ließe unterschiedliche Möglichkeiten zu. In keinem Fall kann es der Schwester Beate aber gelingen, nicht zu kommunizieren, sich der Kommunikation komplett zu entziehen. Schweigen und auch Nichthandeln haben Mitteilungscharakter, werden von den Gesprächspartner*innen aufgenommen und in die Kommunikation integriert.

Inhalts- und Beziehungsaspekte

Setzen wir die oben begonnene Szene fort: Einschließlich der diensthabenden Oberschwester Maria sind alle Mitarbeiter*innen im Dienstzimmer anwesend, bis auf Schwester Karin. Als sie den Raum betritt, sagt die Oberschwester: „Du bist spät dran." Karin: „Tut mir leid." Oberschwester: „Lass uns mal reden." – „Ja, wann?" antwortet Karin. Oberschwester: „Nach Dienstschluss?" – Karin: „Ja, eine halbe Stunde hab' ich noch."

Die Szene verdeutlicht, dass Kommunikation zum einen ein konstruktiver Prozess ist und wie sehr dieser Prozess von der Beziehung der Gesprächspartner abhängt. Wenn das Verhältnis der beiden Kolleginnen belastet ist, wenn Karin schon häufig wegen Verspätungen angesprochen wurde, dann wird sie die Äußerung als Bedrohung wahrnehmen, die sie wahrscheinlich in Unruhe versetzt und ihr ggf. sogar Angst macht. Haben beide jedoch eine sehr enge Beziehung und die Oberschwester weiß um mögliche Belastungen bei ihrer Kollegin, die ein Grund für das Zuspätkommen sind, kann das geplante Gespräch auch Entlastungsfunktion haben. Vielleicht ist Karin alleinerziehend, und durch veränderte Dienstzeiten sind für sie andere Arbeitszeiten möglich, sodass sie morgens nicht so unter Druck steht. Der Ton der Oberschwester, ihre Mimik werden sicher auch deutlich machen, in welche Richtung das Gesagte zu interpretieren ist.

Offensichtlich ist der Beziehungsaspekt der wesentlichere und dominiert den Inhaltsaspekt. Gesprächspartner*innen lösen sich immer vom Inhaltsaspekt, indem sie diesen vor dem Hintergrund der Beziehung einordnen, bewerten. Erst dann ergibt sich die eigentliche Bedeutung des Inhalts, wird dieser auf Basis der Beziehung konstruiert. Watzlawick spricht in diesem Zusammenhang von der Meta-Ebene (= Es wird auf die Beziehung von oben geblickt und dann der Inhalt eingeordnet). Die Interaktion von Schwester und Oberschwester hängt also von der gegenseitigen Definition der Beziehung ab (Watzlawick et al., 2017)

Kommunikation als Prozess von Ereignisfolgen (Ursache und Wirkung)

Die vorangegangene Szene macht auch deutlich, dass der aktuellen Kommunikationssituation andere vorausgegangen sind. Die Definition der aktuellen Situation ist in der Vergangenheit begründet: Wie sind die beiden bislang miteinander umgegangen? Welche Ereignisse haben ihre berufliche und ggf. auch private Beziehung bislang bestimmt? Welche Rolle spielt die Tatsache, dass Maria die Vorgesetzte ist?

Kommunikation hat keinen Anfang und kein Ende, sie ist ein dauerhafter Prozess. So wird das Gespräch nach dem Dienst fortgesetzt. Aber wahrscheinlich trifft man sich schon vorher auf der Station und wird erneut miteinander sprechen. Es werden weitere Abfolgen im Kommunikationsprozess der beiden stattfinden, wie das Schema des Kommunikationsprozesses zeigt (**Abb. 1-3**).

Das Gespräch zwischen den beiden kann auch als kontinuierlicher Wechselprozess von Ursache und Wirkung gesehen werden. Dabei wechseln Ursache und Wirkung je nach Perspektive. Für die Oberschwester ist das Zuspätkommen die Ursache für den Satz ‚Du bist spät dran'. Er ist also die Wirkung. Für Karin ist dies jedoch die Ursache für die Entschuldigung, und damit aus ihrer Sicht die Wirkung. Diese Entschuldigung ist für die Oberschwester aber der Ausgangspunkt, die Ursache für das Gesprächsangebot ... usw.

Digitale und analoge Kommunikation

„Es gibt zwei grundsätzlich verschiedene Weisen, in denen Objekte dargestellt und damit zum Gegenstand von Kommunikation werden können. Sie lassen sich entweder durch eine Analogie (z.B. eine Zeichnung) ausdrücken oder einen Namen" (Watzlawick et al., 2017, S. 71). Es ist gut vorstellbar, dass bei einer Zeichnung die Bedeutung eher ungenau, ein sehr großer Interpretationsspielraum vorhanden ist. Im Gegensatz dazu sind konkrete Namen bzw. Wörter in ihrer Bezeichnung ge-

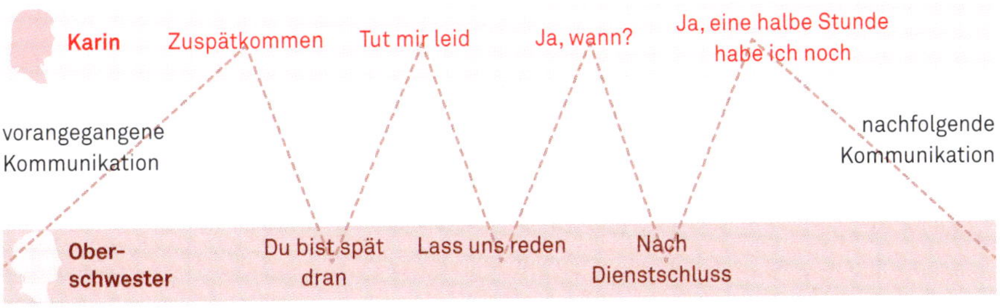

Abbildung 1-3: Schema des Kommunikationsprozesses (Eigendarstellung)

nauer. Watzlawick unterscheidet zwischen analoger und digitaler Kommunikation. „Wenn wir uns erinnern, dass jede Kommunikation einen Inhalts- und Beziehungsaspekt hat, so wird deutlich, dass die digitalen und die analogen Kommunikationsweisen sich in jeder Mitteilung gegenseitig ergänzen." (Watzlawick et al., 2017, S. 74) Die Schwierigkeit, analoge Zeichen erkennen zu können, wird an folgenden Beispielen deutlich:

- Tränen: Freudentränen oder Heulen vor Wut oder Trauer?
- Geballte Faust: Drohung oder Triumphsymbol beim Sport?
- Lachen: verachtendes Auslachen oder sympathisierendes Anlachen?

Insbesondere Tränen werden Ihnen im Stationsalltag häufig begegnen. Erst der Kontext macht letztlich klar, um welche Art von Tränen es sich handelt. Sätze – digitale Zuordnungen – wie: „Mir geht's heute nicht so gut." – „Wie soll ich das alles schaffen?" – „Mir bleibt nicht mehr viel Zeit" oder „Das Schlimmste ist vorbei." – „Großartige Nachrichten heute." – „Mein Sohn wird's schaffen." – machen die Bedeutung klar.

Symmetrische und komplementäre Kommunikation

Visitenzeit auf der Station. Der ganze Tross – Chefarzt, Oberarzt, zwei Assistenzärzte und zwei Pflegekräfte – bewegt sich durch die Zimmer. Im vorletzten Zimmer bemerkt der Chef: „Es zieht" und schaut in die Richtung einer Pflegekraft. Diese geht zum Fenster und schließt es.

Was macht dieses Beispiel deutlich? Eigentlich könnten alle bisherigen Regeln angesprochen werden:

- Die Pflegerin kann sich der Kommunikation nicht entziehen: Sie spricht zwar nicht, aber handelt.
- Die Darstellung ist eindeutig: Im Raum ist ein Luftzug. Die Bedeutung wird aber erst durch den Blick zur Pflegekraft zur recht eindeutigen Aufforderung, das Fenster zu schließen. Nur der Blick zur Pflegekraft hätte diesen Aufforderungscharakter nicht gehabt. Und: Hätte der Chef einen Assistenzarzt angeschaut, hätte der das Fenster geschlossen.
- Es geht hier nicht um einen inhaltlichen Diskurs über das Raumklima, sondern um eine Aufforderung, das Fenster zu schließen. Dies ist in der Beziehung der im Raum befindlichen Personen zueinander begründet. Die Beziehungen in diesem Fall basieren auf Hierarchie: An der Spitze steht der Chefarzt, dann kommen Oberarzt, Assistenzärzte und Pflegekräfte. Die Beziehung zwischen ihm und allen anderen basiert auf Unterschiedlichkeit, die in der Personalhierarchie

eines Krankenhauses begründet ist. Gute Beispiele für die Ungleichheit von Kommunikations- und Interaktionsbeziehungen sind auch Eltern-Kind-Beziehungen oder das Verhältnis zwischen Lehrer*innen und Schüler*innen. Das ist eine wertfreie Zuordnung. Diese Ungleichheiten sind nicht per se negativ zu sehen: So sind Kinder erziehungsbedürftig und Eltern sind diejenigen, die diesen Erziehungsanspruch umsetzen. Lehrer*innen haben in aller Regel einen Wissensvorsprung, vor dessen Hintergrund sie ihre Schüler*innen unterrichten. Diese Art von – gegensätzlicher, aber aufeinander bezogene – Beziehung wird *komplementäre* Beziehung genannt. Im Gegensatz dazu gibt es *symmetrische* Beziehungen, die sich dadurch auszeichnen, dass sie darauf ausgerichtet sind, Unterschiede und Ungleichheiten zu reduzieren. Dies gilt für Freundschaften, bei Ehepartnern oder auch unter Pflegekräften. Grundlage gemeinsamer Zielsetzungen sind oftmals gleiche Interessen. Für Pflegekräfte könnte dies der Anspruch an die Arbeit, das Bild vom Patienten, die eigene Rolle im Dienst oder auch der Wunsch nach angemessener Vergütung sein.

Beispiel

Gesprächsszene aus dem Spielfilm „Die Welt steht still" (Saul, 2021)
In dem Spielfilm aus dem Jahr 2021 werden am Beispiel der Intensivmedizinerin Dr. Carolin Mellau, gespielt von Natalia Wörner, Beginn und Verlauf der Corona-Krise v. a. aus medizinischer, aber auch aus familiärer und schulischer Perspektive geschildert.

In den beiden nachfolgenden Szenen sind Dr. Carolin Mellau, der Pfleger Mirko, gespielt von Johannes Klaußner, und die Patientin Madame Laurant, dargestellt von Ursula Andermatt, zu sehen. Madame Laurant war während der Epidemie aus dem benachbarten Frankreich, aus Straßburg, zur Behandlung in der Klinik eingeflogen worden. Ihr Mann, der ebenfalls an Corona erkrankt war, ist inzwischen in Frankreich verstorben. Madame Laurant ist darüber informiert. Sie selbst ist inzwischen genesen, die Beatmungsschläuche sind entfernt worden. Ihr einziger privater Kontakt besteht über soziale Medien zu ihrer Tochter.

Szene 1: Dr. Mellau und Pfleger Mirko vor dem Zimmer von Madame Laurant

Dr. Mellau: *„Sie ist nicht mehr ansteckend, ihre Lungenfunktion wird immer besser, sie ist eigentlich kein Fall mehr für uns auf Intensiv."*

Pfleger Mirko: *„Aber sie spricht nicht."*

Dr. Mellau: *„Aus der Narkose zu erwachen in einem fremden Land, mit vermummten Unbekannten, die dir sagen, dass dein Mann tot ist, da würde ich den Lebenswillen auch verlieren. Mirko, wie weckt man Lebensgeister?"*

Pfleger Mirko: *„Also meine mit Sonnenschein, italienischem Eis und 'nem Blick über den See."*

Pfleger Mirko: „Bitte schön" und gibt der Ärztin einen Eisbecher.

„Madame" und gibt Madame Laurant das Eis mit einem kleinen Eislöffel in den Mund. *„Mhm, delicieux."*

Dr. Mellau: *„Das find ich jetzt zwar nicht, aber es funktioniert."*

Pfleger Mirko: *„Ist doch auch saulecker"* (Saul, 2021)

Abbildung 1-4 zeigt die Szene, in der die Pflegekraft Mirko das Eis auf dem Dach des Krankenhauses verteilt.

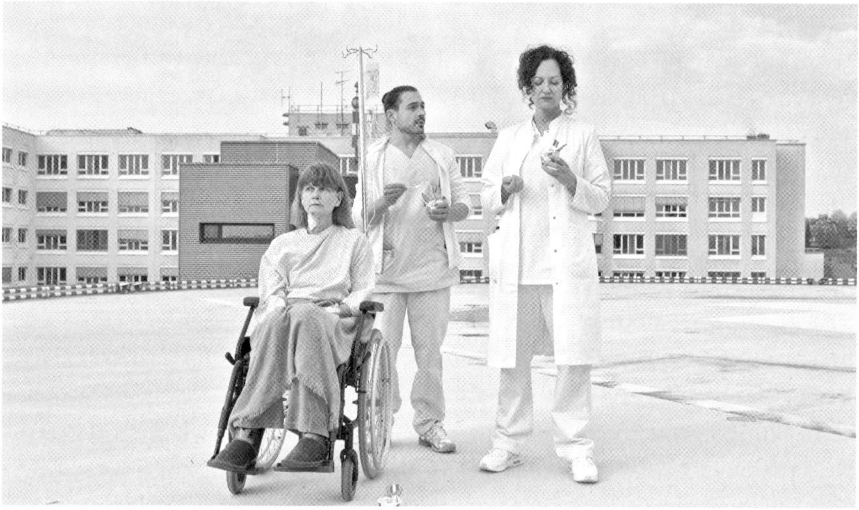

Abbildung 1-4: Dr. Mellau, Madame Laurant im Rollstuhl, Pflegekraft Mirko mit einer Kühlbox. Mirko verteilt das Eis auf dem Dach des Krankenhauses (© ZDF Pressefoto, 2021, Patrick Pfeiffer; mit freundlicher Genehmigung))

Anwendung der Botschaften und Regeln auf das Beispiel

Der Einstieg beginnt mit einer Nachricht, in der die *Sachebene* im Vordergrund steht: Dr. Mellau beschreibt die Verbesserung des Gesundheitszustandes von Madame Laurant. In dieser Nachricht steckt ebenfalls eine *Selbstoffenbarung*: Hier spricht die kompetente Fachfrau zum Krankenpfleger. Sie gibt Informationen, über die nur sie verfügt, weiter. Aber es wird auch die *Beziehungsebene* angesprochen: Diese Szene, die Situation auf dem Dach und der weitere Gesprächsverlauf vermitteln Vertrautheit und Nähe zwischen Ärztin und Pflegekraft. Mit ihrer Überlegung „... sie ist eigentlich kein Fall mehr für uns ..." und der Frage: „Wie weckt man Lebensgeister?" bezieht sie den Pfleger in ihre Gedanken und Gefühle mit ein.

Nur aus einer engen, vertrauensvollen Beziehung entwickelt sich ein solcher Dialog. *Die Beziehungsseite dominiert also die Inhaltsebene.* Interaktion und Kommunikation der beiden haben eine Vorgeschichte, der Prozess der Kommunikation, der Umgang der beiden miteinander ist dadurch geprägt.

Beide Sätze von Dr. Mellau haben aber auch eine *Appellseite*: Die Ärztin fordert den Pfleger auf, darüber nachzudenken, wie die Situation der Patientin zu verbessern ist. Die Frage nach den Lebensgeistern ist nichts anderes als eine Aufforderung!

Auch bei Analyse der „Nachrichten" des Pflegers Mirko werden die vier Botschaften nach Schulz von Thun deutlich: Mit dem Hinweis „Aber sie spricht nicht" wird zunächst die *Sachebene* beschrieben: Madam Laurant schweigt. Damit macht Mirko auch deutlich, dass er eine eigene, pflegerische Sicht (die medizinische Diagnose reicht nicht, um ihren Zustand zu erfassen) auf die Patientin hat – *Selbstoffenbarung.* Die Nachricht muss deshalb aus seiner Sicht auch als *Appell* verstanden werden: Es besteht noch Handlungsbedarf! Es muss noch etwas geschehen! Dieser sehr offene Hinweis gegenüber der Ärztin muss, wie schon oben beschrieben, in der vertrauensvollen Zusammenarbeit der beiden begründet sein. Es besteht eine wechselseitige Akzeptanz und Wertschätzung, aus der heraus das Gespräch verstanden werden muss. Dieser Aspekt wird bei Mirkos Antwort auf die Frage nach den Lebensgeistern unterstrichen. Da Mirko hier sehr persönliche Vorlieben von sich preisgibt, scheint hier die Grenze zwischen Dienstlichem und Privatem fließend – nicht zuletzt auch bestätigt durch das umgangssprachliche „saulecker" am Ende des Gesprächs.

Auch wenn die Kommunikation zwischen Ärztin und Pflegekräften grundsätzlich *komplementär* (Unterschiedlichkeit in der Funktion im System Krankenhaus begründet) angelegt ist, scheint sie an diesem Punkt des Gesprächs, in diesem konkreten Fall durchaus *symmetrische* Eigenschaften zu entwickeln (Ungleichheiten reduzieren sich).

Der Beitrag zum Gespräch von Madame Laurant scheint gering zu sein. Das ist aber nur auf den ersten Blick so: Es ist eben *nicht möglich, nicht zu kommunizieren.* Ihr Schweigen wird nicht nur aufgenommen, es wird als *Appell* verstanden, sie in ihrem Lebenswillen zu stärken. Die Empathie, die durch die weitere Interaktion (Eislöffelszene auf dem Dach, Lächeln von Madame Laurant) zum Ausdruck gebracht wird, verweist auf die *Beziehungsseite* der drei zueinander. Das Lächeln der Patientin ist der *analogen Kommunikation* zuzuordnen: Es ist nicht zwingend eindeutig. Es vermittelt Freude über die aktuelle Situation, aber ggf. auch Zuversicht für die Zukunft. Das von ihr gesprochene Wort „delicieux" ist eindeutig und demnach *digital.* Das Eis ist lecker, köstlich.

Im Gespräch wechseln Ursache und Wirkung einander ab: Die ärztliche Diagnose als Ausgangspunkt des Gespräches (Ursache) bewirkt beim Pfleger den einschränkenden Hinweis „Aber sie spricht nicht." Diesen Hinweis nimmt die Ärztin zum Anlass (Ursache), die Situation von Madame Laurant weiter einzuordnen. Die abschließende Frage nach den Lebensgeistern ist zugleich ein deutlicher Appell an die Pflegekraft zu überlegen, wie die Lebensqualität der Patientin zu verbessern ist.

Aufgabe

Beispiel: Station Innere Medizin, Männer-Station, Drei-Bett-Zimmer. Die Fachkraft des Frühdienstes betritt um 06.45 Uhr das Zimmer.

„Guten Morgen, meine Herren. Ich mach schon mal das Licht an. Ab sieben ist Visite, und der Herr Professor will's immer sehr hell haben."

„Guten Morgen", murmeln zwei der Patienten. Der dritte schläft noch weiter.

„Hallo, Herr Maier! Bitte wach werden, kann gleich losgehen."

Herr Maier erschrickt aus dem Schlaf und richtet sich auf.

„Guten Morgen, Herr Maier!"

Herr Maier schaut mit schmerzverzerrtem Gesicht die Pflegekraft an.

„Oh, tut Ihre Wunde noch weh? Das schaut sich der Herr Professor gleich bestimmt an."

Ordnen Sie dem Kommunikationsverlauf:
- die vier Dimensionen einer Nachricht nach Schulz von Thun und
- die Regeln aus dem Sprachalltag nach Watzlawick

zu.

1.3 Nonverbale Kommunikation und Basale Stimulation

Kompetenz nach PflAPrV

Kommunikation und Beratung personen- und situationsorientiert gestalten

Die Absolventinnen und Absolventen …
gestalten die Kommunikation von Menschen aller Altersstufen und ihren Bezugspersonen in unterschiedlichen Pflegesituationen unter **Einsatz verschiedener Interaktionsformen** und balancieren das Spannungsfeld von Nähe und Distanz aus (BMJ, 2018, S. 1602).

Kompetenz nach PflAPrV

Kommunikation und Beratung personen- und situationsorientiert gestalten

Die Absolventinnen und Absolventen ...
erkennen Kommunikationsbarrieren bei zu pflegenden Menschen aller Altersstufen, insbesondere bei spezifischen Gesundheitsstörungen oder Formen von Behinderungen, und setzen unterstützende und kompensierende Maßnahmen ein, um diese zu überbrücken (BMJ, 2018, S. 1603).

1.3.1 Nonverbale Ausdrucksformen

Nicht nur gesprochene Worte sind Bedeutungsträger im Sinne von Kommunikation und Interaktion. Die nonverbalen Ausdrucksformen dürfen in ihrer Wirkung nicht unterschätzt werden. Sie begleiten oftmals verbale Ausdrucksformen, können aber auch für sich alleinstehen.

Abbildung 1-5 zeigt eine Frau, die sich uns auf unterschiedliche Weise vermittelt. Sie tut dies ausdrücklich nicht durch gesprochene Sprache, sondern über ihren Gesichtsausdruck, die Gestik, die Körpersignale sind hier wichtige, integrale Aspekte der Kommunikation.

Betrachten wir die Person in der Abbildung im Einzelnen – von links nach rechts:

- Frau ganz links: offener Mund, geweitete Augen, hochgezogene Augenbrauen weisen auf *Erstaunen* hin.
- Frau erste Reihe Mitte: angezogene Mundwinkel, Stirn in Falten, zusammengezogenes Kinn, angespannte Halsmuskeln scheinen auf *Abneigung* und *Ekel* zu verweisen.
- Frau erste Reihe rechts: Stirn in Falten, fixierter Blick, zusammengezogener Mundwinkel können auf *Zorn* oder *Wut* hinweisen.
- Frau zweite Reihe links: müder Blick, heraushängende Zunge scheinen auf *Ablehnung* hinzuweisen und die Frau scheint zu sagen „ich habe es so satt", „wenn ich daran denke, wird mir *übel.*
- Frau zweite Reihe Mitte: weit aufgerissener Mund, stark geweitete Pupillen und Augenbrauen, scheinen auf *Angst* oder *Furcht* hinzuweisen.
- Frau zweite Reihe rechts: geschlossene Augen, gekräuselte Stirn, feuchte Augenwinkel, herabgezogene Mundwinkel, deuten darauf hin, dass die Frau zu *weinen* beginnt.
- Frau untere Reihe links: Kopf leicht nach hinten rechts geneigt, Augen geschlossen, entspannte Gesichtszüge weisen auf *Lachen* und *Freude* hin.

- Frau untere Reihe Mitte: Augen geschlossen, Stirn in Falten, Mund weit geöffnet zum *Schreien,* weisen auf *Wut, Verzweiflung* und *Zorn* hin.
- Frau untere Reihe links: linkes Auge leicht zugekniffen, hochgezogene rechte Augenbraue, verzogener Mundwinkel, scheint „geht's noch?" auszudrücken sowie zurückweisendes Erstaunen und Ablehnung.

Nicht alle beschriebenen Emotionen sind völlig eindeutig. Sie bedürfen in der zwischenmenschlichen Interaktion der Interpretation. In der bildlichen Darstellung fehlt jeweils – als wichtiges Erkennungsmittel – der Kontext, in dem hier die spezifische Mimik und Körperhaltung entstanden sind. Es wird aber deutlich, dass auch in der nonverbalen Kommunikation die vier Seiten einer Nachricht von Bedeutung sind.

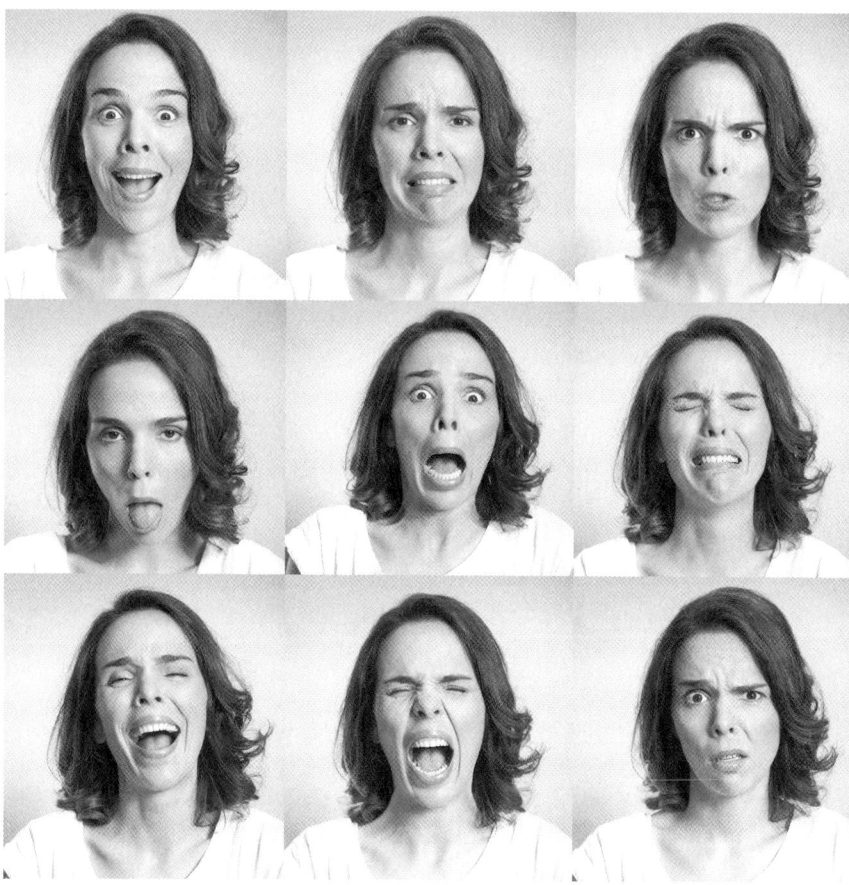

Abbildung 1-5: Kommunikation nonverbal: Eine Person kommuniziert über Mimik und Körpersignale (Getty Images/bokan76).

Wichtig ist: Kommunikation hat auch nonverbale Anteile, die über gesprochene Sprache und geschriebene Texte hinausgehen. Diese Anteile sind vielfältig, beziehen sich auf Mimik und Gesten, auf den gesamten Körper, der etwas ausdrücken kann und beeinträchtigte Kommunikation unterstützen bzw. kompensieren kann.

Im pflegerischen Kontext ist in diesem Zusammenhang besonders wichtig, dass auf diese nonverbalen, körperlichen Ausdrucksformen unter kommunikativen Aspekten Einfluss genommen werden kann – insbesondere bei Patient*innen, die über die herkömmlichen Kanäle nicht mehr zu erreichen sind. Hier sind Konzepte wie ‚Embodiment' (S. 37) und ‚Basale Stimulation und Kommunikation' (S. 38) in ihren Wirkungen darzustellen. Alle nonverbalen Ausdrucksformen stehen dabei in einem Wechselverhältnis. Eine Übersicht der nonverbalen Ausdrucksformen – Körperausdruck, Verkörperung und Basale Stimulation sowie Kommunikation zeigt **Abbildung 1-6**.

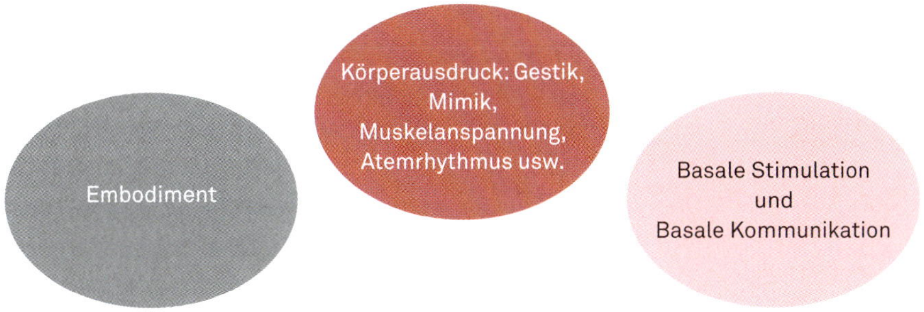

Abbildung 1-6: Nonverbale Ausdrucksformen (Eigendarstellung)

Körperausdruck: Gestik, Mimik, Muskelanspannung, Atemrhythmus

Kommunikation und Interaktion sind von *Gefühlen* getragen. Gefühle, die sich oftmals unmittelbar in der Mimik der handelnden Personen wiederfinden. So wird dem amerikanischen Filmregisseur Billy Wilder der Satz zugeordnet: „*Wir haben keinen Dialog gebraucht, wir hatten Gesichter.*" Das Gesicht verrät alles, das wäre die negative Einordnung, wir können uns gut über unsere Mimik mitteilen, lautet die positive Bewertung dieser Erkenntnis.

Nach Paul Ekman (Frank, 2021) gibt es sieben Grundemotionen, die über das Gesicht zum Ausdruck kommen können: Freude, Trauer, Ekel, Angst, Überraschung, Wut und Verachtung (**Tab. 1-3**). Es wird davon ausgegangen, dass jeder Mensch von Natur aus (auch schon im Säuglingsalter) diese in sich trägt und empfinden kann. „Basisemotionen gelten als kulturunabhängig und äußern sich auch international durch die gleichen Gesichtsausdrücke" (Frank, 2021). Der Ausdruck dieser Emotion hat für den Menschen Bedeutung. Zeigt ein Mensch Trauer, wünscht er sich Trost; zeigt er Angst, will er Sicherheit, und Freude möchte er oft mit anderen teilen. Wut über Ungerechtigkeiten verlangt nach Ausgleich, und der Ekel vor verdorbenen Nahrungsmitteln schützt unsere Gesundheit.

Tabelle 1-3: Gefühle, Ausdruck und Merkmale (Eigendarstellung in Anlehnung an Frank, 2021)

Gefühl	Ausdrucksinhalte	Ausdrucksmerkmale
Freude	Zufriedenheit, Begeisterung, Glück, Heiterkeit	• Lachfältchen • Wangen werden angehoben • nach oben gezogene Mundwinkel
Trauer	Bestürzung, Unglücklichsein, Betroffenheit, Verzweiflung, Mutlosigkeit, Enttäuschung	• Hochziehen der inneren Enden der Augenbrauen • herabhängende Oberlider • eingefallene, schlaffe Wangen • heruntergezogene Mundwinkel
Überraschung	Verwunderung, Verblüffung, Sprachlosigkeit (zwischen aufrichtiger Verwunderung und ertappter Lüge)	• nach oben gezogene Augenbrauen • geweitete Augenlider • eventuell (leicht) geöffneter Mund
Angst	Erschrockenheit, Panik, Beunruhigung, Angespanntheit	• nach oben gezogene Augenbrauen • geweitete Augenlider • eventuell (leicht) geöffneter Mund • gespannte Lippen • starrer Blick • stark sichtbares Augenweiß
Wut bzw. Ärger	Frustration, Empörung, Enttäuschung, Machtlosigkeit	• heruntergezogene Augenbrauen • Zornesfalte zwischen den Augenbrauen • starrer Blick • gespannte Lippen
Ekel	Abneigung, Widerwilligkeit	• gerümpfte Nase • sichtbare Nasenfältchen • angehobene Wangen • hochgezogene Oberlippe
Verachtung	Herablassung, Spott, Missbilligung, Geringschätzung	• einseitiges Verziehen eines Mundwinkels nach oben leicht zur Seite

Aufgabe

Partnerübung: Stellen Sie sich paarweise gegenüber. Gehen Sie die einzelnen Grundemotionen durch. Instruieren Sie sich wechselseitig bzgl. der Ausdrucksmerkmale. Wie wirken die Gesichtsausdrücke auf Sie? Was bedeutet es für Sie, den gewünschten Gesichtsausdruck anzunehmen? Welche Selbst- und Fremdwahrnehmungen stellen sich ein?

Das Wort *Mimik* kommt in aller Regel in Kombination mit dem Wort *Gestik* vor. Gesten sind eine weitere Möglichkeit, mit der Nachrichten (Sachebene, Beziehungsseite, **Kap. 1.1**) vermittelt werden. Gestik und Mimik gehören zwar als Einheit dabei zusammen, einzelne Gesten mit Daumen, Zeigefinger oder Händen und Armen können aber auch für sich stehen. Nachfolgend einige Beispiele von Gesten und ihrer Bedeutung:

- **Daumen:**
  - → Faust ausstrecken und mit dem Daumen nach unten zeigen: Ablehnung
  - → Faust ausstrecken und mit dem Daumen nach oben zeigen: Zustimmung
  - → Daumen auf die zur Faust geballten anderen Finger drücken: Erfolg wünschen
- **Zeigefinger:**
  - → Zeigefinger senkrecht auf die Lippen legen: Bitte um Ruhe
  - → Zeigefinger an die Stirn tippen: jmd. als dumm/verrückt bezeichnen
  - → Zeigefinger auf die Stirn legen: Nachdenklichkeit signalisieren
- **Kombination von Fingern:**
  - → Zeige- und Mittelfinger nach oben halten und spreizen: Victory-Zeichen
  - → Daumen und kleinen Finger spreizen, zum Ohr und zum Mund zeigen, andere Finger anwinkeln: Symbol für Telefongespräch
  - → Daumen und Zeigefinger reiben: Symbol für Geld
- **Hände und Arme:**
  - → Hände und Arme verschränkt vor den Körper halten: Rückzug
  - → Hände und Arme erhoben, Handflächen zum Gegenüber: Abwehr
  - → Hand vor dem Gesicht hin- und herschwenken: Beleidigung

Die Beispielliste ließe sich endlos fortsetzen. Es wird deutlich, wie vielfältig die Interaktionsformen sind, mit denen wir uns begegnen und kommunizieren können. Zusätzlich geben auch *Atemrhythmus* und *Muskelspannung* wichtige Hinweise auf die aktuelle Situation unseres Gegenübers. Verantwortlich dafür ist unser vegetatives Nervensystem. Da es nicht willentlich steuerbar ist, wird es auch autonomes Nervensystem genannt. Es hat zwei Anteile, die sich ergänzen.

- Der Sympathikus sorgt für Leistungsbereitschaft, passt die Reaktionen des Körpers nicht zuletzt in Belastungssituationen an. Es wird mehr Energie bereitgestellt, Muskeltonus und ggf. auch die Atemfrequenz sind erhöht.
- Der Parasympathikus steht für Entspannung. Er ist innerhalb unseres Nervensystems der beruhigende Faktor. Die Muskulatur ist ebenso wie der Atem entspannt.

Das System Krankenhaus ist sowohl für Patient*innen als auch für die Fachkräfte eher ein stressbeladener Bereich, der zu Anspannungen führt, die sich in Interaktionen und in der Kommunikation niederschlagen.

Aufgabe

Betrachten Sie die nachfolgenden **Abbildungen 1-7** und **1-8**, die Momentaufnahmen von Pflegekräften im Berufsalltag darstellen. Beschreiben und reflektieren Sie folgende Aspekte:

Wie ist der Gesichtsausdruck, die Hand- und Armhaltung? Welche Gefühlslage nehmen Sie bei den abgebildeten Personen wahr? Wie sind die Voraussetzungen für Interaktion und Kommunikation?

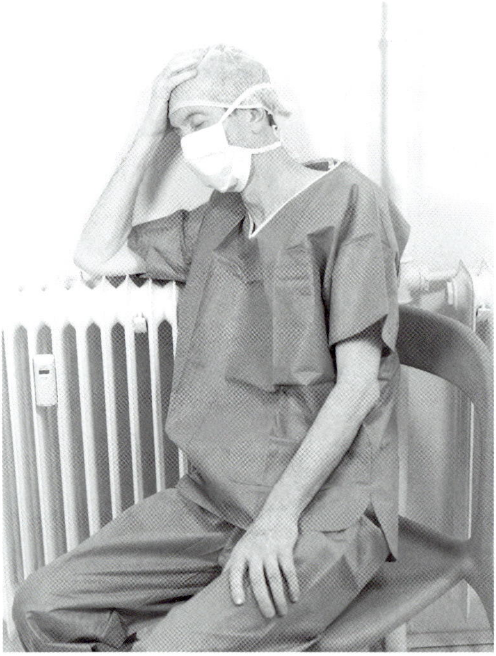

Abbildung 1-7: Pause im Pflegealltag (Getty Images/BSIP/Universal Images Group)

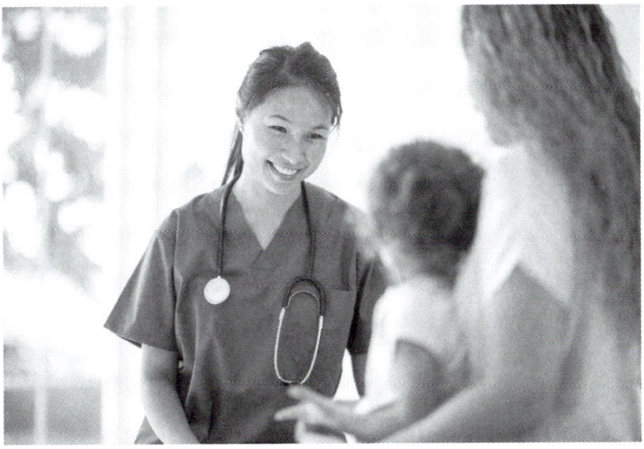

Abbildung 1-8: Freundliche Zuwendung im Pflegealltag (Getty Images/FatCamera)

Embodiment

„Ist ein Mensch starken seelischen Belastungen ausgesetzt, dann macht sich das u.a. in der Haltung und im Bewegungsverhalten bemerkbar" (Theiss & Storch, 2016, S. 7) Der junge Pfleger, dargestellt in **Abbildung 1-7**, zeigt dies deutlich. Er ist erschöpft, müde, nachdenklich, vielleicht auch enttäuscht und frustriert. Umgekehrt wirken sich Freude und Glück positiv auf unseren Körper und dessen Ausdruck aus, erkennbar in **Abbildung 1-8**, die eine Pflegekraft in einer Kommunikationssituation darstellt. Sie wirkt rundum zufrieden, der Patientin positiv zugewandt. Unser Körperausdruck ist demnach das Ergebnis (nicht) verarbeiteter psychischer und kognitiver Prozesse. „Ein psychischer Zustand bewirkt ein Verhalten und drückt sich zudem nonverbal im Körper aus. Die körperliche Reaktion, der körperliche Gefühlsausdruck, das körperliche Verhalten werden als Resultat und Ausdruck psychischer Prozesse angesehen. In der psychologischen Embodiment-Forschung stellte sich neu die Frage, ob diese Abfolge nicht auch umgekehrt sein kann" (Tschacher & Storch, 2017, S. 121). Der Embodimentansatz konstruiert diesen Zusammenhang neu. Die Beziehung zwischen Körper, Seele und Geist steht demnach in einer komplexen Wechselwirkung. Es gibt auch die umgekehrte Reihenfolge: Der Körper beeinflusst die Psyche.

Aufgabe

Betrachten Sie erneut den jungen Pfleger in **Abbildung 1-7**. Nehmen Sie dessen Haltung ein und imitieren Sie ebenso Gestik und Mimik. Halten Sie diese Position für ca. 30 Sekunden ein. Wie fühlen Sie sich jetzt?

In vergleichbaren Experimenten konnte nachgewiesen werden, dass Körperhaltung, Gestik und Mimik offensichtlich nicht nur das Ergebnis psychischer Prozesse, sondern auch die Ursache für unser seelisches Befinden sein können. Der Körperausdruck sendet Botschaften an uns, an unser Fühlen und Denken.

Und: Es gibt zwischen Interaktionspartner*innen mit Blick auf das körperliche Ausdrucksverhalten offensichtlich Austauschprozesse. Anders ausgedrückt: Körperhaltungen werden übernommen bzw. synchronisiert, der Fachbegriff ist *nonverbale Synchronie* (Tschacher & Storch, 2017). Diese Erkenntnis – auf den Bereich der Pflege übertragen – erweitert das Verständnis von Interaktion und Kommunikation nachhaltig. Der Körperausdruck einer Pflegefachkraft hat Bedeutung für die Gefühlslage der Patient*innen. So scheint die Patientin in der **Abbildung 1-8** ein Spiegel der Pflegefachkraft zu sein – und umgekehrt: Beide wirken entspannt, einander zugewandt, positiv gestimmt. Gleichzeitig ist es kaum denkbar, dass die Gefühlslage des jungen Fachpflegers in **Abbildung 1-7** eine positive Wirkung auf eine Patientin, einen Patienten entfalten könnte. Im Gegenteil: Er, der Pfleger, würde eher negative Stimmung ggf. Mitleid erzeugen.

Sobald die Pflegekraft die Station, das Krankenzimmer betritt, den Patient*innen oder ihren Verwandten und Freunden begegnet, findet Interaktion und Kommunikation statt. Auch ohne Worte werden Botschaften gesendet, treten Wechselwirkungen ein, die sich körperlich auswirken und auf unser Befinden Einfluss haben. Es macht also durchaus Sinn, das eigene Befinden zu reflektieren, darüber nachzudenken, wie sich dieses Befinden körperlich ausdrückt – immer mit dem Bewusstsein, dass wir damit Botschaften an unsere Interaktions- und Kommunikationspartner*innen senden.

1.3.2 Basale Stimulation und Kommunikation

„Basale Stimulation ist ein Konzept menschlicher Begegnung, welches individuelle – ggf. voraussetzungslos – Möglichkeiten und Anregungen bietet, in dialogisch-kommunikativen Prozessen schwer beeinträchtigten oder von schwerer Beeinträchtigung bedrohten Menschen Entwicklungsbedingungen zu gestalten, die dazu geeignet sind,

- Gesundheit und Wohlbefinden
- Bildung und Partizipation sowie
- die Selbstbestimmung

der angesprochenen Personen zu fördern, zu erhalten oder zu unterstützen“ (Mohr, 2022, S. 3).

Basale Stimulation will eine Annäherung an die Lebenslage schwer beeinträchtigter Menschen, um über das Verstehen zu einem interaktiven Handeln zu kommen (Mohr, 2022). „Basale Stimulation geht davon aus, dass pädagogische, pflegerische und therapeutische Interaktion nur dann gelingt, wenn der beeinträchtigte Mensch ernst genommen wird in seinen Äußerungen ... " (Mohr, 2022, S. 4).

Der Adressatenkreis bezieht sich auf

- frühgeborene Kinder mit intensivmedizinischer Behandlung und Pflege
- schwer mehrfachbehinderte Kinder, Jugendliche und Erwachsene
- Menschen, die z. B. durch ein Wachkoma schwer beeinträchtigt sind oder
- pflegebedürftige (alte) Menschen
- Menschen im Sterbeprozess (Mohr, 2022)
- Menschen mit Demenz.

Die Lebenssituation dieser Zielgruppen ist davon gekennzeichnet, dass klassische interaktive und kommunikative Fähigkeiten massiv eingeschränkt sind. „Basale Stimulation rückt die Möglichkeiten ins Zentrum, die der menschliche Körper bietet: Sie nutzt und gestaltet das Zusammenspiel von Wahrnehmung, Bewegung und Kommunikation. Insofern ist sie ein körperorientierter Ansatz" (Mohr, 2022, S. 10).

Beispiel aus der Pflege

„Die Patientin Frau Andalusi ist wegen Verschlechterung des Allgemeinzustandes und einer Pneumonie ins Universitätsklinikum eingewiesen worden. Die 94-jährige Patientin leidet seit acht Monaten an einer akuten myeloischen Leukämie. Die ersten drei Monate der Erkrankung erhielt Frau Andalusi eine Chemotherapie, welche sie sehr schlecht vertragen hat. Deshalb ist die Therapie beendet worden. Frau Andalusi hat danach wieder in ihrer gewohnten Umgebung leben können. Sie wohnt bei ihrem Sohn (73 Jahre alt) und der Schwiegertochter im Haus" (Internationaler Förderverein Basale Stimulation, 2020, S. 3).

Im Folgenden wird die Arbeit mit der Patientin beschrieben:
„Im Erstkontakt trifft Frau Köhler (als Praxisbegleitung/Fachkraft für Basale Stimulation und Kommunikation, Anm. d. Verf.) auf eine fest schlafende, nicht weckbare Patientin. Frau Andalusi liegt auf der linken Seite in Embryonalstellung. Ihre Atmung wirkt durch die Pneumonie erschwert. Im Erstgespräch erfasst die Praxisbegleiterin aktuelle Symptome der Erkrankung. Die Angehörigen wollen gemeinsam als Familie die Patientin im Sterbeprozess im Krankenhaus begleiten und unterstützen. Frau Andalusi ist sehr unruhig, sie hat sehr wenig Kraft, ist jedoch

ständig in Bewegung, schreit immer wieder auf, streift die Bettdecke ab und schlägt in ihrem Bewegungsdrang an die Schutzgitter des Bettes. Die Praxisbegleiterin begrüßt die Patientin mit einer deutlichen, flächigen Initialberührung im Bereich der Schulter, stellt sich erneut vor und wünscht auch ihr einen guten Morgen. Frau Andalusi hält kurz inne in ihren Bewegungen, öffnet die Augen jedoch nicht. Sie ist damit beschäftigt, sich an der dargebotenen Hand ihres Sohnes hochzuziehen. Dabei gibt sie immer wieder hohe, kurze Schreie von sich. Allerdings fehlt Frau Andalusi die Kraft. Frau Köhler möchte Frau Andalusi unterstützen, sich aufzurichten in eine sitzende Position an die Bettkante.

Zuerst nimmt Frau Köhler die Hand der Patientin und führt diese übers Bett, zeigt ihr die Bettkante und die Richtung, in die sie sich mit ihr bewegen möchte. Die Praxisbegleiterin beginnt behutsam mit der Mobilisierung der Patientin in die Sitzposition. Dabei achtet Frau Köhler genau auf die Signale der Patientin: auf verbale Zeichen wie Stöhnen und Schreien sowie auf nonverbale Signale wie Atmung, Mimik, Körperspannung, Abwehrhaltung usw. Frau Köhler passt ihr Tempo der Reaktion der Patientin an. Immer wieder legen die Praxisbegleiterin und Frau Andalusi auf dem Weg von der Rückenlage über die rechte Seite in den halbaufrechten Sitz kleine Pausen ein. Die Fachfrau überwacht die Ressourcen Frau Andalusis und gibt ihr die Möglichkeit zum Selbst-Tun und zum Nach-Spüren. Die Endposition ist ein halb aufrechter Sitz. Die Patientin lehnt sich an den hinter ihr sitzenden Sohn. Die Praxisbegleiterin hat vor dem Bett auf einem Stuhl Platz genommen und hält die Hände Frau Andalusis. Erstaunlich ist der Moment, in dem Frau Andalusi mit für sie ungeheurem Kraftaufwand die nach unten hängenden Beine auf den Schoß Frau Köhlers schwingt und sie gegen ihren Bauch drückt. Die Praxisbegleiterin streicht die Füße der Patientin während der nun folgenden zehn Minuten beruhigend aus, modelliert jede Zehe einzeln. Frau Andalusi erhält so die Möglichkeit, ihren Körper zu spüren, ihre Körpergrenze nach unten hin zu erfahren. Es lässt sich an ihrer Körperhaltung und ihren Gesichtszügen ein sehr entspannter Zustand ablesen.

Die Stimmung im Zimmer wird sehr angenehm. Die vor wenigen Minuten so unruhige, sterbende Frau Andalusi steht im Mittelpunkt, kann auf verschiedene Weise ihren Körper spüren. Sie lauscht offenbar dem Gespräch der Praxisbegleiterin mit den Familienangehörigen. Nach zehn Minuten in der für die Patientin angenehmen und entspannten Position spürt Frau Köhler, dass Frau Andalusis Kräfte nachlassen. Ohne den Kontakt zu ihr zu unterbrechen, informiert die Praxisbegleiterin über den nun folgenden Positionswechsel zurück ins Bett und führt diesen, an die Patientin angepasst, gemeinsam mit dem Sohn langsam und ruhig durch. Mit der Decke modelliert die Praxisbegleiterin zum Abschluss nochmals den ganzen Körper Frau Andalusis nach und verabschiedet sich mit einer flächigen Berührung im Bereich der Schulter. Frau Andalusi wirkt sehr erschöpft, sieht aber entspannt und zufrieden aus. Ihre Rufe sind verstummt, eine ruhige Atmosphäre ist entstanden. Die Patientin schläft sofort ein. Der Sohn und die Schwiegertochter sind sehr dankbar für diese Erfahrung, für diese intensive gemeinsame Zeit am Lebensende der Mutter. So haben sie noch einmal die Stärke und den Willen Frau Andalusis erfahren, sie sind ihr nahe gewesen auf ihrem letzten Weg" (Mohr, 2022, S. 3).

Das Beispiel macht deutlich, wie weitgehend das Verständnis von Interaktion sein muss, um einen Bezug zu stark eingeschränkten Patientengruppen herzustellen. Grundlegende Anregungen können sein:

- **somatisch** (Einbeziehung des gesamten Körpers, Anregung der Hautoberfläche und der tiefensensiblen Bereiche)
- **vestibulär** (Einbeziehung des Lage- und Gleichgewichtssinns)
- **vibratorisch** (Einbeziehung des Schwingungsempfindens).

Darüber hinaus kann die Stimulation **auditiv** – **oral** – **taktil-haptisch** – **visuell** – **olfaktorisch** erfolgen.

Körperbezogene, sinnesorientierte Interaktionen, die nicht an Voraussetzungen beim Gegenüber gebunden sind, das sind zentrale Merkmale der Basalen Stimulation, die auch Bestandteil von Pflegekonzepten sind. Bienstein und Fröhlich haben hierzu grundlegend gearbeitet (Bienstein & Fröhlich, 2016).

Ebenfalls grundlegend hat sich Mall mit der kommunikativ-interaktiven Situation von Menschen mit schwersten Beeinträchtigungen auseinandergesetzt. Er tut dies unter dem Begriff *Basale Kommunikation*. „Basale Kommunikation beschreibt die Möglichkeit, ohne Vorbedingungen und Voreingenommenheit einem Menschen mit schwerer geistiger Behinderung oder stark autistischem Verhalten zu begegnen und den Kreislauf der Kommunikation neu zum Fließen zu bringen. Ausgangspunkt ist all das, was mir der Partner anbietet: Laute, Bewegung, Körperhaltung, Muskelspannung, Mimik ... Ich greife spielerisch auf, spiegle zurück, variiere, gehe auf Vorlieben ein, führe an Grenzen, rege an, gebe nach immer auf das Engste abgestimmt auf die Reaktion des anderen. Dies geschieht ohne besserwisserische Verbissenheit, möglichst lustvoll, sich selbst nicht ernst nehmend" (Mall, 2001, S. 19). Der Atemrhythmus ist oft der Ausgangspunkt. Er steht nicht für sich, sondern muss als Verhaltensäußerung interpretiert werden, auf die ich mich beziehe, auf die ich antworte. Meine Antwort – den Rhythmus spiegeln, mit Singen unterstützen, den anderen dabei berühren ... – erlebt mein Gegenüber, gibt mir seinerseits eine Antwort – ein Lächeln, die Entspannung seines Körpers, die Entkrampfung der Hände ... – auf die ich mich nun wieder beziehen kann ... So ergibt sich ein Kreislauf der Kommunikation (Mall, 2001, S. 19). **Abbildung 1-9** fasst den hier beschriebenen Kreislauf der Kommunikation zusammen.

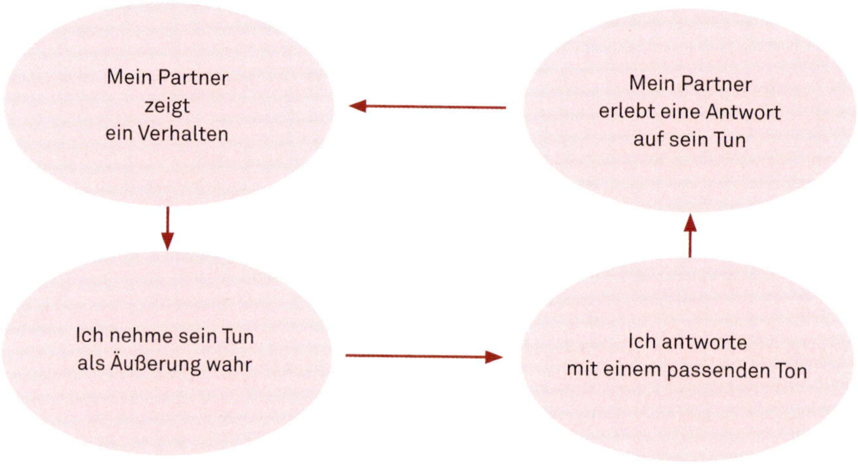

Abbildung 1-9: Kreislauf der Kommunikation (Eigendarstellung in Anlehnung an Mall, 2001)

Basale Stimulation und Kommunikation sind eng aufeinander bezogene Konzepte, die in Grenzsituationen menschlichen Lebens ihre Anwendung finden. Diese sind in Krankenhäusern und Pflegeeinrichtungen oft anzutreffen. Die beschriebenen Konzepte sollten neben den üblichen Formen verbaler und nonverbaler Kommunikation unser Verständnis von Kommunikation erweitern.

Im **Kapitel 6** ‚Kommunikation im Alter' werden diese Ansätze beim Thema ‚Kommunikation bei Demenz' (**Kap. 6.2**) konkretisiert.

1.4 InfoPlus: Spiegelneuronen

Kommunikation und Interaktion beruhen ganz zentral auf der Wahrnehmung des anderen. Diese Wahrnehmung wird maßgelblich gesteuert von sog. Spiegelneuronen. Was ist das? Hirnforscher haben festgestellt, dass Zellen bzw. Areale von Zellen in unserem Gehirn in der Lage sind, das Verhalten von Mitmenschen zu spiegeln. Fremdes Handeln, fremde Gefühle und Stimmungen werden in uns auf gleiche Weise erzeugt, „gespiegelt". „Stellen Sie sich vor, wie Ihrem Gegenüber ein

Finger umgebogen wird: Die Fingerkuppe berührt fast das Gelenk, die Haut wird weiß, feine Äderchen treten hervor. Wer so eine Szene beobachten muss, dem wird selbst unbehaglich. Den Schmerz fühlen wir automatisch mit" (Albat, 2013).

„Ausgangspunkt war ein Experiment der italienischen Neurophysiologen Rizzolatti, Gallese und Fogassi. Mehr zufällig stellten sie fest, dass einzelne Neuronen im Gehirn eines Makakenäffchens auch dann aktiviert wurden, wenn es selbst nicht aktiv wurde. Auch als der Forscher nach einer Rosine griff, zeigte die kontrollierte Nervenzelle messbare Aktivität" (Reinberger, 2011).

„Diese Erkenntnisse zeigen, dass unser Gehirn über ein spezialisiertes Nervenzellensystem für Empathie und Mitgefühl verfügt. Das bedeutet, die Fähigkeit empathisch und mitfühlend zu sein, ist in unserem Gehirn verankert und kann damit auch erlernt und trainiert werden" (Brand-Hörsting, 2019, S. 81).

Auch die dialogischen Konzepte körperorientierter Kommunikation – Embodiment und Basale Stimulation und Kommunikation – basieren auf diesen neurophysiologischen Erkenntnissen der Hirnforschung: Die Gesamtheit nonverbaler Kommunikationsäußerungen – ausgehend von Gestik und Mimik bis hin zur Körperhaltung – sind für Interaktions- und Kommunikationspartner*innen nachhaltig wirksam.

2 Kommunikative Handlungskompetenz

Kompetenz nach PflAPrV

Kommunikation und Beratung personen- und situationsorientiert gestalten (II. 1.d)

Die Absolventinnen und Absolventen …
gestalten pflegeberufliche Kommunikationssituationen mit zu pflegenden Menschen aller Altersstufen und deren Bezugspersonen auch bei divergierenden Zielsetzungen oder Sichtweisen verständigungsorientiert und fördern eine beteiligungsorientierte Entscheidung (BMJ, 2018, S. 1598).

Ich bin dein Patient
Alles ist neu und fremd für mich.
Gestern war ich noch in heimischer Umgebung,
glücklich, meine kommenden Tage zu planen.
Heute bin ich in einer fremden Welt,
eifrig bemüht, mich anzupassen.
Ich bin ein Bündel von Angst.
Ich fürchte das Ungewisse.
Ich bin alarmiert über die Möglichkeit von Schmerzen,
des Entstellt-Seins, sogar des Todes.
Und oh, wie ich mir wünsche,
dass du warm und freundlich bist.
Du sollst wissen, dass ich eine Persönlichkeit einbringe,
die nicht ein weiteres Problem für die Chirurgie
oder die Innere Medizin ist.

Ich möchte, dass du weißt,
dass ich viel mehr bin
als der Name auf meinem Namensarmband.

Unbekannter Autor (Kellnhauser, 2018, S. 40)

Das Gedicht drückt auf eindringliche Weise aus, was Patient*innen sich vom medizinischen Personal wünschen: Sie möchten als Persönlichkeit behandelt werden, nicht wie eine anonyme Person mit einem Namensband oder mit dem Schildchen am Bettrahmen. Dazu müssen sich die Mitarbeiter*innen in medizinisch-pflegerischen Einrichtungen verdeutlichen, dass die für sie vertraute Arbeitswelt für die Patient*innen eine „fremde Welt darstellt", die verunsichert und Angst macht. In dieser Welt nicht als „Problem", sondern als „Persönlichkeit" mit eigenen Zielen und Interessen wahrgenommen und verstanden zu werden, das ist der Wunsch der allermeisten Patient*innen.

2.1 Empathie

Der Begriff, der diese Fähigkeit erfasst und umschreibt, heißt Empathie. Synonym verwandte Begriffe sind: Sensibilität, Empfindsamkeit oder auch Einfühlungsvermögen. Empathie bedeutet aber nicht Mitgefühl und Mitleid, es geht vielmehr um das Verstehen des anderen. Es wäre eine Überforderung und entspräche nicht dem Anspruch an Professionalität, bei wahrgenommenen Ängsten und Sorgen „mitzuleiden", die Gefühle selbst zu erleben.

Ausgangspunkt für empathisches Handeln und Kommunizieren ist eine angemessene Haltung. Basis dieser Haltung sind folgende Elemente (Hoos-Leistner, 2019; Weinberger, 1992):

- **Interesse am Mitmenschen:** Mein Gegenüber ist mir wichtig, seine Lebenssituation ist mir ein Anliegen, hat Bedeutung für mich, interessiert mich wirklich.
- **Begegnung ohne Eigeninteresse:** Nicht meine Situation ist von Bedeutung. Eigene Bedürfnisse und Zielsetzungen treten zurück, ich widme mich ganz dem anderen.
- **Wahrnehmungen des anderen respektieren:** Jeder Mensch hat seine eigene, subjektive Wahrnehmung und Interpretation der Wirklichkeit. Ich stelle meine eigene Wahrnehmung zurück und versuche mich der Erlebniswelt des anderen zu nähern.

- **Offenheit für Emotionen:** Die Gefühle des anderen werden wahrgenommen. Die Orientierung insbesondere an Gestik, Mimik, Körpersprache geben wichtige Hinweise auf die emotionale Situation des anderen.
- **Bedürfnisse erkennen:** Letztlich zielt meine Haltung darauf ab, die Bedürfnisse des anderen zu erkennen. Welche Wünsche kann ich aus seinen verbalen und non-verbalen ‚Botschaften' ableiten?
  Auch wenn Pflegefachkräfte sich nicht in einem psychotherapeutischen Setting befinden, ist es sinnvoll, einen Blick auf die Maßstäbe des klientenzentrierten Konzepts nach Rogers zu werfen. Er hat vergleichbare Überlegungen angestellt, um eine kommunikativ konstruktive Begegnung zwischen Klient*innen und Therapierenden entstehen zu lassen. (Hoos-Leistner, 2019; Weinberger, 1992)
- **Positive Wertschätzung, Akzeptanz:** Es gibt keine Urteile gegenüber dem Klienten. Er wird in seiner Individualität so akzeptiert wie er ist. Es gibt keine Erwartungshaltungen, an denen sich der Klient zu orientieren hat.
- **Einfühlendes Verstehen:** Die Gefühle und Empfindungen des Gesprächspartners werden wahrgenommen und gespiegelt. Die Gefühlswelt wird verbalisiert, um eine bewusste Auseinandersetzung zu ermöglichen.
- **Echtheit, Kongruenz:** Das innere Denken und Fühlen stimmen mit den äußeren Haltungen überein. Kongruenz bedeutet, sich empathisch auf den Gesprächspartner einzulassen und ihm gleichzeitig Wertschätzung entgegenzubringen.

Auf Basis einer solchen Haltung können unterschiedliche Zielsetzungen umgesetzt werden bzw. mit ihr verbunden sein:

- **Adäquate Wahrnehmung:** Es gelingt mir tatsächlich, die aktuelle Gefühlslage, das Wahrnehmen und Erleben zu erfassen.
- **Verstehen:** Ich verstehe, warum der andere sich gerade so erlebt. Ursachen und Beweggründe werden nachvollziehbar.
- **Reaktionen:** Ich bin in der Lage, angemessen zu reagieren. Die aktuelle Lebenslage wird in meine Reaktion integriert.

2.2 InfoPlus: Wenn man trotzdem lacht – Humor in der Pflege

„Kennen Sie den schon? Kommt eine Frau zum Arzt, fragt der Arzt ..."

Bei vielen lösen schon diese beiden Sätze eine positive Stimmung aus: Die Vorfreude auf einen Witz, die Erwartung, dass es gleich lustig wird, verändert die Emotionalität eines Menschen. Von daher stellt sich die Frage, ob Humor auch in der

Pflege eine Bedeutung haben kann und sollte. Sicher, es gibt Situationen, in denen Humor nicht angebracht ist. Leid und Trauer als Bestandteil pflegerischen Handelns können hier deutliche Grenzen setzen. Andererseits: Klinikclowns in der Kinder-Onkologie zeigen auch in Grenzsituationen menschlichen Lebens Wirkung und haben ihre Berechtigung (**Kap. 5**).

Insgesamt werden fünf Stufen des Humorprozesses, der Fähigkeit mit Humor umzugehen, unterschieden (Bischofberger, 2011):

- **Stufe 1:** Nicht lachen können – die individuelle emotionale Situation lässt es nicht zu
- **Stufe 2:** Über andere lachen können – häufig bei Missgeschicken anderer
- **Stufe 3:** Über mich selbst lachen können – zeigt eine Form der Selbsterkenntnis
- **Stufe 4:** Andere dürfen über mich lachen – typisch für Clowns – zeugt von Selbstbewusstsein
- **Stufe 5:** Mit anderen über sich lachen können – zeigt eine weitere Steigerung des Selbstbewusstseins/Selbstvertrauens

Wie einzelne mit Humor umgehen können, gibt also Hinweise auf das Selbstvertrauen und Selbstbewusstsein von Menschen als Merkmale ihrer Persönlichkeit.

Umgekehrt stellt sich aber auch die Frage, was können Humor und Lachen bewirken: (Proksch, 2010)

Physiologische Bedeutung

- das Stresshormon (Cortisol) wird reduziert
- Adrenalin wird abgebaut, dadurch werden der Blutdruck und der Puls gesenkt
- die (Gesichts-)Muskulatur entspannt sich
- positive Auswirkung auf das Herz-Kreislauf-System
- Förderung des Stoffwechsels, Senkung des Schmerzempfindens

Emotionale Bedeutung

- Hemmungen werden gelöst
- Abstand zu aktuellen Beschwerden und Sorgen kann geschaffen werden

Wenn sich also insgesamt die psychosomatische Situation von Menschen – und damit selbstverständlich auch von Patient*innen – positiv verändert, dann sollte Humor als potenzieller Bestandteil von Interaktion und Kommunikation in der Pflege Berücksichtigung finden. Freundlicher, mit einem Lächeln versehener, humorvoller Umgang kann unterstützend den Pflegeprozess begleiten. Es macht unmittelbar etwas mit den Patient*innen, ihren Befindlichkeiten. Es wirkt aber auch auf die Interaktion zwischen Patient*innen und Pflegekräften. Vorhandene Barrieren werden reduziert bzw. abgebaut, Patient*innen fühlen sich angenommen, nehmen die humorvolle Begegnung als Wertschätzung wahr (Jancke, 2016). Es ist davon auszugehen, dass durch das Erleben humorvoller Situationen auch Stufen des Humorprozesses durchlaufen werden und damit die Persönlichkeit gestärkt werden kann.

Lachen als nonverbale Kommunikation
„Das Gesicht des Menschen ist sein Resonanzkörper. Es ist ein großer Unterschied, ob jemand lächelnd einen Raum betritt oder mit einem Pokerface" (Halblützel, 2016, S. 12). Während beim Pokerface der Körper und Geist in Alarmbereitschaft versetzt werden und sich der Muskeltonus erhöht, entspannen sich beim Lächeln die Gesprächspartner*innen. „Gerade demenzkranke und ältere Personen reagieren in zunehmendem Alter weniger auf Worte, da sie sich infolge des Hörverlustes nicht mehr darauf verlassen können. Es ist deshalb für Pflegende besonders wichtig, die Körpersprache gezielt einzusetzen, da Spiegelneuronen automatisch dafür sorgen, dass sich die Körperhaltungen einander zugewandter Personen angleichen" (Halblützel, 2016, S. 13). Die eigenen guten Gefühle durch Gestik und Mimik zum Ausdruck bringen, das fördert Patient*innen und Bewohner*innen.

Wie könnte Humor stärker in den Alltag von Kliniken und vor allem von Pflegeeinrichtungen integriert werden?

- Humor in der Teamrunde zum Thema machen
- Pflegefachkräfte sollten sich überlegen, wie sie in den Pflegealltag Humor integrieren können
- Pinwände in Wartebereichen ggf. auch mit Comics humorvoll gestalten
- die tägliche Speisekarte mit einem Witz ergänzen
- humorvolle Literatur anschaffen.

Zum Abschluss fehlt hier noch ein Witz – oder?
Ein Mann kommt mit versengten Ohren zum Doktor. „Was haben Sie denn gemacht?" fragt der Arzt. „Ich war grad beim Bügeln, als das Telefon klingelte", erzählt der Mann. „Da hab' ich mir aus Versehen das Bügeleisen ans Ohr gehalten." – „Und das andere Ohr?" – „Na, ich musste doch den Notarzt anrufen!"

2.3 Aktives Zuhören

Zentral ist die Frage, wie es mir im Alltag gelingt, Empathie umzusetzen. Welche Gesprächstechniken, welche Formen der Gesprächsführung sind angemessen und zielführend.

Verständnisvolles Zuhören und das Erfassen und Beschreiben der Gefühlswelt des anderen sind nach Rogers wichtige Elemente. Sie können auch mit dem Begriff ‚Aktives Zuhören' umschrieben werden.

Beispiel

Es ist Samstagabend, 20.00 Uhr, Herr Kordes hat starke Unterbauchschmerzen, immer wieder krampft sich der ganze Bauch zusammen. Er hat bereits zwei Schmerztabletten genommen, die Schmerzen aber lassen nicht nach, sodass er sich keinen anderen Rat weiß, als sich zum nächstgelegenen Krankenhaus in die Notaufnahme zu begeben. An der Rezeption schildert er kurz seine Beschwerden.

Herr Kordes hält sich beide Arme vor seinen Bauch: *„Ich habe starke Bauchschmerzen. Irgendwas muss passieren."*

Mitarbeiter: *„Da müssen Sie in die Notaufnahme im 2. Stock, Sie können dort den Aufzug nehmen, dann den Flur rechts, ist ausgeschildert. Ist aber ganz schön voll da oben, das kann dauern."*

Herr Kordes macht sich auf den Weg, die Schmerzen nehmen weiter zu. Oben angekommen steht er vor einer verschlossenen Tür mit dem Hinweis: Bitte einmal schellen, Sie werden dann abgeholt. Herr Kordes schellt, durch die Glasscheibe kann er Pfleger*innen wahrnehmen. Nach gefühlten fünf Minuten öffnet eine Pflegekraft die Tür.

Pflegekraft: *„Ich bin Schwester Ingrid, wie kann ich Ihnen helfen?"*

Herr Kordes: *„Ich halte es nicht mehr aus, dieses Ziehen im Bauch, ewig diese Schmerzen."*

Pflegekraft: *„Wenn ich Sie richtig verstehe, haben Sie ein Ziehen im Bauch, das starke Schmerzen verursacht."*

Herr Kordes: *„Ja, kaum auszuhalten."*

Pflegekraft: *„Auf einer Skala von eins bis zehn, wo würden Sie Ihre Schmerzen einordnen, wenn zehn die höchste Stufe ist?"*

Herr Kordes: *„Weiß nicht, vielleicht bei acht, neun. Viel schlimmer geht's nicht."*

Pflegkraft: „Können Sie etwas genauer sagen, wo die Schmerzen sind"?

Herr Kordes: *„Unten im Bauch, vor allem rechts unten. Das ist auch ganz hart. Hoffentlich nichts Schlimmes."*

Pflegekraft: *„Das könnte der Blinddarm sein, das wird der Arzt gleich überprüfen. Machen Sie sich mal keine Sorgen, bei uns sind Sie ja jetzt in sicheren Händen."*

Herr Kordes, der sich vor Schmerzen krümmt: *„Wie geht's denn jetzt weiter?"*

Pflegekraft: *„Beide Behandlungszimmer sind gerade belegt, aber ich sehe, dass Sie starke Schmerzen haben. Setzen Sie sich bitte auf dort auf den Stuhl, vor Behandlungszimmer 2. Dann ziehe ich Sie vor."*

Das Beispiel beschreibt zwei Kommunikationssituationen: an der Aufnahme sowie in der Notaufnahme der Klinik.

Das Gespräch mit dem Mitarbeiter an der Aufnahme: Der Sachaspekt steht hier sicher im Vordergrund, indem der Mitarbeiter Herrn Kordes kurz und knapp die notwendigen Informationen vermittelt, wie er in die Notaufnahme gelangen kann. Gleichzeitig vermittelt er über sich Sachkenntnisse – auch über die konkrete Situation in der Notaufnahme weiß er Bescheid. Mit diesem Hinweis ist auch ein Appell verbunden: Stellen Sie sich auf lange Wartezeiten ein! Die Beziehungsebene ist von wenig Empathie getragen. Das Befinden ist für den Mitarbeiter wohl nicht relevant, die offensichtlichen Schmerzen (Armhaltung) integriert er nicht in seine Kommunikation. Sein Interesse gilt der sachbezogenen Erfüllung seiner Aufgabe.

Das Gespräch mit der Pflegekraft in der Notaufnahme: Im Gespräch zwischen Schwester Ingrid und Herrn Kordes werden verschiedene Aspekte von Kommunikation deutlich. Zum einen geht es auch hier um den Sachaspekt einer Nachricht. Im Gesprächsverlauf stellt die Pflegekraft fest, wo die Schmerzen zu verorten sind und wie stark sie empfunden werden. Gleichzeitig gibt die Pflegekraft Herrn Kordes aber auch das Gefühl, dass er sich von ihr verstanden, angenommen fühlen kann. So versichert sie sich, ob sie Herrn Kordes auch wirklich richtig verstanden hat. („Wenn ich Sie richtig verstanden habe ...", „Ich sehe, dass Sie starke Schmerzen haben.") Beide Sätze machen Empathie deutlich: Die Pflegekraft zeigt Interesse, sieht, wie der Patient leidet, erkennt die Gefühle an. Dieses einfühlende Verstehen wird über zielgerichtetes, aktives Zuhören erreicht. Die Pflegekraft wiederholt die Aussage des Patienten. Dadurch fühlt sich Herr Kordes in seiner aktuellen Lebenssituation verstanden.

Beispiel

Inzwischen ist Herr Kordes untersucht worden: Diagnose akute Blinddarmentzündung. Entzündungswerte im Blut, das Ergebnis des Ultraschalls und das festgestellte Fieber lassen keinen anderen Schluss zu. Die Chirurgin, die Bereitschaftsdienst hat, ist informiert worden und unterwegs zum Krankenhaus. Die Operation wird noch in der Nacht durchgeführt, da die Gefahr eines Durchbruchs besteht. Herr Kordes wird im Untersuchungsraum durch Herrn Kemper, Pflegefachkraft, auf die Operation vorbereitet.

Herr Kordes: *„Mein Gott. Eben noch zuhause auf dem Sofa und jetzt in den OP-Saal. Wenn das man gut geht."*

Herr Kemper: *„Ja, das kann manchmal schnell gehen. Damit haben Sie sicher nicht gerechnet."*

Herr Kordes: *„Nein, sicher nicht. Das macht mir auch Angst. Ich bin noch nie operiert worden."*

Herr Kemper: *„Kann Ihre Angst gut verstehen. Zum ersten Mal in einer solchen Situation, da kann einem mulmig werden. Ich kann Sie aber beruhigen. Eine Blinddarmoperation ist nicht gefährlich, und Frau Doktor Weinhöfer ist eine wirklich gute Chirurgin. Sie werden sie ja gleich kennenlernen."*

Herr Kordes: *„Hoffentlich geht's bald los, dann hab ich's hinter mir."*

Auch in dieser Situation werden durch die Fachpflegekraft eine empathische, patientenbezogene Interaktion und Kommunikation umgesetzt. Herr Kemper nimmt jeweils die Stimmungs- bzw. Gefühlslage von Herrn Kordes auf („Damit nicht gerechnet", „Kann Ihre Angst gut verstehen") und zeigt damit Verständnis für den Patienten. Dieser fühlt sich ernst genommen, seine Bedürfnisse (seine Angst zu thematisieren) werden akzeptiert und in die Kommunikation integriert. Gleichzeitig versucht Herr Kemper unter Verweis auf die Art der Operation und die Kompetenz der Chirurgin Herrn Kordes zu beruhigen.

Aktives Zuhören – das rückkoppelnde Umschreiben der Gefühlslage – ist ein Baustein, um adäquat wahrzunehmen, den anderen tatsächlich zu verstehen. Erst, wenn ich mir der Situation des anderen sicher bin, kann ich angemessen reagieren. Die Verbalisierung der Gefühlswelt des anderen vermittelt Nähe und Akzeptanz, ich lasse mich ein und zeige Wertschätzung.

Aufgabe

Lesen Sie die beiden Beispielszenen mit verteilten Rollen. Wie fühlen Sie sich in der jeweiligen Rollenzuweisung? Können Sie sich in das ‚Aktive Zuhören' der Pflegekräfte einfinden?

2.4 Patient*innentypen

Kompetenz nach PflAPrV

Kommunikation und Beratung personen- und situationsorientiert gestalten (II. 1.f)

Die Absolventinnen und Absolventen …
reflektieren sich abzeichnende oder bestehende Konflikte in pflegerischen Versorgungssituationen mit Menschen aller Altersstufen und entwickeln Ansätze zur Konfliktschlichtung und -lösung, auch unter Hinzuziehung von Angeboten zur Reflexion professioneller Kommunikation (BMJ, 2018, S. 1598).

Jeder Mensch ist individuell und unterscheidet sich vom anderen. Jeder Mensch hat aufgrund seiner Gene und der persönlichen Entwicklung Besonderheiten, die ihn einzigartig, unverwechselbar machen. Trotz dieser Erkenntnis ist es möglich, Typen von Patient*innen auszumachen, die sich in ihrer Grundhaltung ähneln. Eine derartige Einordnung sollte uns nicht davon abhalten, immer wieder das Einzigartige im Gegenüber zu finden. Eine Kategorisierung kann jedoch für ein erstes Verstehen sinnvoll sein und dabei unterstützen, sich abzeichnenden Konflikten frühzeitig zu begegnen und Ansätze zur Konfliktlösung zu reflektieren.

Es liegt in der Natur der Sache, dass Menschen, die einen Krankenhausaufenthalt vor sich haben, emotional belastet sind. Auch wenn es Menschen sind, die sonst dem Leben sehr zugewandt gegenüberstehen, bringt die Situation – ob Untersuchung, Diagnoseerstellung oder Behandlung bei stationärer Unterbringung – es mit sich, dass Gefühle wie Verunsicherung oder auch Angst üblich sind. Die meisten Patient*innen zeigen derartige Gefühlslagen nicht. Sie gehen mit der Situation um, ohne dass die Pflegekräfte oder die Ärzt*innen Auffälligkeiten wahrnehmen.

Es gibt aber Menschen, die bei einem Krankenhausaufenthalt Reaktionen zeigen bzw. Eigenschaften entwickeln, die zu den nachstehend beschriebenen Patient*innentypen zusammengefasst werden können (Krack, 2005, S. 18).

Ängstliche Patient*innen

Ängstliche Personen sind sehr häufig anzutreffen. In einer Situation, in der die eigene Gesundheit in Gefahr gesehen wird, treten Ängste auf. Dazu kommt die Situation Krankenhaus: Unbekannte Organisationsabläufe, lange Wartezeiten, unbekannte Räumlichkeiten wirken nicht beruhigend, sie fördern Ängste. Der Stress, der mit der Angst einhergeht, wirkt sich auf die Kommunikation negativ aus. Informationen werden nicht bzw. nur unvollständig aufgenommen oder auch schnell wieder vergessen.

Angemessene Reaktion: Wichtig ist es, Verständnis für die Gefühlslage zu zeigen. Dementsprechend könnte versucht werden, die Gefühle aufzunehmen und in Gesprächssituationen zu integrieren. Auf diese Weise wird Verständnis vermittelt, Patient*innen fühlen sich akzeptiert. Hinweise sollten einfach und verständlich sein. („Ich verstehe Ihre Ängste, aber wenn Sie etwas brauchen, können Sie gerne schellen. Es ist immer jemand für Sie da.")

Aggressive, fremdgefährdende Patient*innen

Es kommt immer häufiger vor, insbesondere in der Notaufnahme von Krankenhäusern, dass sich Patient*innen sehr aggressiv zeigen, sowohl verbal als auch physisch. Gründe können sowohl Ängste, akute Schmerzen, aber auch Alkohol und Drogen und/oder neurologische Erkrankungen sein, als auch erhöhtes Anspruchsdenken („Ich warte jetzt schon eine Stunde, es reicht."). Auch kann die Ausnahmesituation mit Aggressivität einhergehen.

Angemessene Reaktion: Für Fälle physischer Gewalt bedarf es besonderer Schulungsmaßnahmen, z. B. eines Deeskalationstrainings oder spezieller Schutzmaßnahmen. Wertvolle Hinweise gibt hierzu die Broschüre der Berufsgenossenschaft für Gesundheitsdienst und Wohlfahrtspflege ‚Prävention von Gewalt und Aggression gegen Beschäftigte.' (Unfallkassen und Berufsgenossenschaften, 2018) Aus kommunikativer Sicht ist es wichtig, die nonverbalen Anteile frühzeitig zu erkennen und richtig einzuordnen. Auch hier kann es hilfreich sein, die Emotionalität aufzunehmen und deutlich zu machen, dass man sein Gegenüber ‚verstanden' hat. Gleichzeitig gilt es, klar und deutlich Grenzen zu ziehen. („Jetzt beruhigen Sie sich doch bitte! – Ich bitte Sie, jetzt überschreiten Sie aber eine Grenze!") Sollten diese Wege nicht ausreichen, sollte niemand zögern, über Notrufsysteme Hilfe zu holen.

Unzufriedene, nörgelnde, misstrauische Patient*innen

Nichts ist richtig, alles ist falsch: Ob das Essen, die Raumtemperatur, die Weckzeiten, der Mitpatient oder die Mitpatientin im Zimmer (oder deren bzw. dessen Besuch). Bei manchen steht auch die medizinische Behandlung und deren fehlender, nicht schnell genug einsetzender Erfolg im Zentrum der Kritik. Oftmals haben sich Patient*innen vorab intensiv informiert (google) und stellen die Behandlung infrage. Derartige Patient*innen sind anstrengend und für die eigene Arbeit demotivierend.

Angemessene Reaktion: Sie sollten Ihre Fassung bewahren und auch hier wieder Verständnis für die emotionale Lage zeigen. Dabei ist es aber auch hilfreich, auf die in der Einrichtung oder auf der Station geltenden Regeln zu verweisen und deren Bedeutung für alle Patient*innen zu erläutern. („Das ist alles nicht ganz einfach, aber wir müssen ja auch immer die ganze Station im Blick haben.") Mit Blick auf kritische Anmerkungen zur medizinischen Versorgung sollten Sie auf die Ärzt*innen verweisen. („Darüber sollten Sie mit dem Arzt oder der Ärztin bei der Visite sprechen.")

Traurige, depressive Patient*innen

Negative medizinische Diagnosen, schlecht verlaufene Operationen rufen Trauer hervor. Die Patient*innen wirken in sich zurückgezogen, haben einen leeren Gesichtsausdruck, ggf. weinen sie. Angesichts der aktuellen Erfahrung ist dies verständlich und sollte akzeptiert werden. Oberflächliche Aufmunterung („wird schon wieder") bewirkt das Gegenteil. Gleiches gilt für Patient*innen, die depressive Anteile in ihrer Persönlichkeit haben. Der Rückzug, die Fokussierung auf die eigene Lebenswelt kann in der Pflegesituation nicht aufgefangen werden.

Angemessene Reaktion: In dieser Situation sollten die Patient*innen in ihrer schwierigen Gefühlslage ernst genommen werden („Ich verstehe, dass Sie jetzt mutlos sind.") Patient*innen mit depressiven Persönlichkeitsanteilen oder einer diagnostizierten Depression sollten Sie ebenfalls verständnisvoll begegnen, deren Emotionen spiegeln, zusammenfassen. Letztlich benötigen diese aber professionelle Hilfe.

Redselige, ausschweifende Patient*innen

Patient*innen diesen Typs legen ihre Situation (Krankheit, Beschwerden, Wünschen, private und berufliche Hintergründe usw.) gerne sehr ausführlich dar. Sie verlangen sehr viel Aufmerksamkeit, wünschen sich Gesprächspartner*innen, die Zeit für sie haben.

Angemessene Reaktion: Es ist wichtig, freundlich zu bleiben und Gesprächspartner*innen das Gefühl zu geben, dass man sich für sie und ihre Themen interessiert. Es macht jedoch Sinn, das Gespräch auf das Wesentliche zu reduzieren – nicht zuletzt aus Zeitgründen. Auch die Unterbrechung des Redeflusses ist erlaubt.

(„Ich muss Sie an dieser Stelle einmal unterbrechen, da ich zum nächsten Patienten muss. Ich bin aber nachher noch einmal bei Ihnen.“)

Distanzlose, aufdringliche Patient*innen

Es kommt auch vor, dass Patient*innen – und hier insbesondere männliche – persönliche Grenzen überschreiten. Es fehlt das Gespür für die persönliche Integrität der Mitarbeitenden, es werden sexuelle Tabus mit anzüglichen Bemerkungen berührt, wenn nicht gar gebrochen. Auch kann es vorkommen, dass angemessene Distanzzonen nicht eingehalten werden und/oder unerwünschte Berührungen erfolgen.

Angemessene Reaktion: Es sollte zunächst versucht werden, dass Verhalten einzuordnen, es könnte auch Teil einer psychischen Erkrankung sein. Unabhängig davon hat die Pflegekraft aber das Recht, sich gegen aufdringliches, distanzloses Verhalten zu wehren. Deutliche verbale Botschaften („Ich denke, Sie überschreiten jetzt eine Grenze. Bitte, lassen Sie das!“) können hier auch durch nonverbale Gesten nachhaltig unterstützt werden: strenger Blick, erhobene, abweisende Handflächen.

Wie eingangs geschrieben, machen die meisten Patient*innen keine Probleme, sondern sind freundlich und nett. Aber auch die bereits erwähnten Patient*innentypen, sollten nicht als schwierig stigmatisiert werden. Es sind eher Menschen mit herausfordernden Persönlichkeitsstrukturen, die auf ein System treffen, durch das sie zusätzlich überfordert sind.

2.5 InfoPlus: Interprofessionelle Kommunikation

Kompetenz nach PflAPrV

Intra- und interprofessionelles Handeln in unterschiedlichen systemischen Kontexten verantwortlich gestalten und mitgestalten (III. 1.c)

Die Absolventinnen und Absolventen ...
beraten Teammitglieder kollegial bei pflegefachlichen Fragestellungen und unterstützen sie bei der Übernahme und Ausgestaltung ihres jeweiligen Verantwortungs- und Aufgabenbereiches. (BMJ, 2018, S. 1598)

Kommunikation findet nicht nur zwischen Pflegefachkraft und Patient*innen statt. Ganz wesentlich für den Behandlungserfolg ist gute Interaktion und Kommunikation zwischen Fachkraft und den behandelnden Ärzt*innen. An der chirurgischen

Klinik der Uniklinik in Heidelberg gibt es ein Modellprojekt zur Optimierung dieser Prozesse. „Die interprofessionelle Ausbildungsstation ist ein besonderes Projekt, das es bisher nur an wenigen Kliniken gibt. Hier sollen Medizinstudierende und Pflegeschüler*innen gute Kommunikation lernen, – sowohl untereinander als auch im Gespräch mit den Patienten“ (Aus der Mark, 2020, S. 31).

„Das Thema ist wichtig. Da sind sich alle Beteiligten einig, aber die Situation ist in den letzten Jahren nicht einfacher geworden. ‚Unter dem wachsenden Kostendruck hat sich die Zusammenarbeit zwischen den Pflegenden und Ärzten eher verschlechtert‘, meint Vera Lux, Pflegedirektorin und Vorstand an der Uniklinik Köln. ‚Das merke man daran, dass der Umgangston rauer werde, aber auch daran, dass in einigen Bereichen keine gemeinsamen Visiten mehr stattfinden.‘ Auch am Klinikum der Universität München (KUM) sind interprofessionelle Visiten noch nicht in allen Abteilungen die Regel. ‚Es gibt vielfältige Gründe, die eine gute Zusammenarbeit der Berufsgruppen behindern‘, sagt Heike Penner, Leiterin der Weiterbildung in der Intensiv- und Anästhesiepflege am KUM. ‚Der Zeitdruck ist nur einer davon.‘ Wünschenswert wäre es ihrer Ansicht nach, mehr Raum zu schaffen, um gemeinsam zu reflektieren und neue Ideen entwickeln zu können‘“ (Bibliomed 2017, S. 12). Aus ihren Erfahrungen aus Neuseeland berichtet sie, wie sich das ganze Team jeden Freitag zusammengesetzt habe, um Erfolg und Misserfolg gemeinsam zu reflektieren.

„Unter Interprofessionalität verstehen wir den Dialog von Angehörigen verschiedener Berufsgruppen. In dem Augenblick, in dem ein solcher Dialog begonnen wird, besteht die Chance, sich der Tatsache bewusst zu werden, dass die eigene Profession nur eine von vielen Denk- und Handlungskulturen ist und dass die Orientierung, die sie bietet, nur eine von mehreren Möglichkeiten ist“ (Schmerfeld & Schmerfeld, 2000).

Wege zu mehr Gemeinsamkeiten könnten sein:

- Gemeinsame Bildungsangebote: Hier wird davon ausgegangen, dass dadurch die Kommunikation signifikant verbessert wird und dies auch mit Verhaltensänderungen und einer höheren Arbeitszufriedenheit einhergeht.
- Strukturelle Förderung von Teamarbeit: Feste Termine für Teambesprechungen, gemeinsame Visiten, räumliche Nähe zwischen den Zimmern der Ärzte und Pflegekräfte sind förderliche Strukturelemente.
- Kommunikationstraining: Die Auseinandersetzung mit Kommunikation im Sinne der ersten beiden Kapitel dieses Buches erhöht wechselseitiges Verständnis, schafft Vertrauen und Akzeptanz (Bibliomed, 2017).

Kommunikationstool SBAR

Eine strukturierte, standardisierte Kommunikation auf Augenhöhe kann ebenfalls dazu beitragen, Missverständnisse zu reduzieren und damit auch Behandlungsfehlern vorzubeugen. Hier wird das Kommunikationstool SBAR empfohlen. Es wird ein sehr enger Zeitrahmen von 1,5–2 Minuten zugrunde gelegt (Pilz, 2015).

S = **Situation:** Nach festgelegten gesundheitstechnischen Daten (Vitalzeichen, Operationsfähigkeit usw.) wird die momentane Situation beschrieben.

B = **Background – Hintergrund:** In einer Zusammenfassung werden der Grund des Klinikaufenthaltes, ggf. Vorerkrankungen oder andere wichtige Daten des aktuellen Krankheitsverlaufes (Verbesserung, Verschlechterung der Situation) dargestellt.

A = **Assessment – Feststellung/Einschätzung der Situation:** Die Gesamtsituation wird gewürdigt und eine Einschätzung bzw. (vorläufige) Diagnose abgegeben.

R = **Recommendation – Empfehlung:** Eng mit der Diagnose hängen dann die Aufträge für die einzelnen Teilnehmer*innen zusammen. Wer soll was machen? Den/die Patient*in verlegen, Angehörige informieren ...

Strukturen und Muster sollten immer wieder der Überprüfung unterzogen werden: Welchen Beitrag leisten sie für Interaktion, Kommunikation und Kooperation. Welchen Beitrag leisten sie für eine bestmögliche Versorgung der Patient*innen. Auch diese Form gemeinsamer Auseinandersetzung fördert Dialog und Zusammenarbeit.

3 Standardisierte Gesprächs- und Reflexionsformate

Kompetenz nach PflAPrV

Kommunikation und Beratung personen- und situationsorientiert gestalten (II. 1.f)

Die Absolventinnen und Absolventen …
reflektieren sich abzeichnende oder bestehende Konflikte in pflegerischen Versorgungssituationen mit Menschen aller Altersstufen und **entwickeln Ansätze zur Konfliktschlichtung und -lösung, auch unter Hinzuziehung von Angeboten zur Reflexion professioneller Kommunikation** (BMJ, 2018, S. 1598).

Kompetenz nach PflAPrV

Intra- und interprofessionelles Handeln in unterschiedlichen systemischen Kontexten verantwortlich gestalten und mitgestalten (III. 1.c)

Die Absolventinnen und Absolventen …
beraten Teammitglieder kollegial bei pflegefachlichen Fragestellungen und unterstützen sie bei der Übernahme und Ausgestaltung ihres jeweiligen Verantwortungs- und Aufgabenbereiches (BMJ, 2018, S. 1598).

Interaktion und Kommunikation können im Stationsalltag herausfordernd sein. Unter anderem hat dies der Blick auf die unterschiedlichen Patient*innentypen deutlich gemacht (**Kap. 2.4**). Der Umgang mit den vielfältigen Situationen, die auf einer Bandbreite zwischen Freude und Leid, Hoffnung und Trauer angesiedelt sind, ist psychisch und auch physisch anstrengend. Dazu kommen die vielen routinierten, pflegebezogenen Kommunikationsprozesse, die den Alltag prägen. Aber auch die Kommunikation im Team, mit Vorgesetzten beeinflussen den Alltag. Sie können erfolgreich stattfinden oder auch von Störungen geprägt sein. Um hier über Reflexion Prozesse zu optimieren, gibt es standardisierte Formate, die hilfreich sein können. Sie sind auch ein Beitrag zur Professionalisierung.

3.1 Supervision

„*Supervision* und *Coaching* sind berufsbezogene Beratungsformen, die dem Erhalt, der Erweiterung oder der Wiederherstellung der Handlungsfähigkeit von einzelnen Personen oder/und Organisationseinheiten dienen. Supervision und Coaching sind Formen der Beratung neben anderen. Grenzen zu psychotherapeutischen Prozessen, zur Unternehmensberatung, zur Mediation oder vergleichbaren Verfahren werden gewahrt" (DGSv, 2023, S. 1).

Supervision kann in verschiedenen Formen angeboten werden: Einzelsupervision kann Klärung in Konflikt- und Entscheidungssituationen bringen. Sie kann den Reflexionsprozess der/des Einzelnen unterstützen und bei der beruflichen Verortung und den beruflichen Perspektiven Orientierung bieten. Wichtig sind aber auch Fragen zur Zusammenarbeit im Team und/oder mit Vorgesetzten. Sie können sowohl bei der Einzel- als auch der Gruppensupervision Thema sein. Gruppensupervision soll primär Unterstützung bieten bei der Entwicklung und Zusammenarbeit von Teams. Teams benötigen eine belastbare Konfliktkultur, die getragen ist von gegenseitigem Respekt.

Eine geschulte Supervisorin bzw. ein Supervisor begleitet Gruppen oder einzelne Mitarbeitende. Durch einfühlende Kommunikationstechniken – nicht zuletzt auch ‚Aktives Zuhören' (**Kap. 2.3**) – gelingt es, dass Teilnehmer*innen sich öffnen, zum Perspektivwechsel bereit sind, das eigene Verhalten und das Verhalten der Kolleg*innen neu bewerten und dadurch eine höhere Qualität der Zusammenarbeit entstehen lassen.

Gesamte Teams genauso wie einzelne Mitarbeiter*innen unterliegen großen Herausforderungen. Nicht zuletzt die Corona-Pandemie hat – wie in einem Brennglas – deutlich gemacht, wie sehr Teams und ihre Mitarbeitenden beansprucht werden. Aber auch schon vor der Pandemie waren die Belastungen (zu) hoch – nicht zuletzt der andauernde Fachkräftemangel trug mit dazu bei. Viele gut qualifizierte Mitarbeiter*innen haben die Pflege verlassen, da die Grenzen der Belastung überschritten wurden: Der eigene Anspruch an die Arbeit konnte unter den alltäglichen Anforderungen nicht eingehalten werden.

Es entsteht eine Diskrepanz zwischen dem moralischen Anspruch an eine patient*innenorientierte Pflege und den Möglichkeiten im Alltag – insbesondere in der Akutklinik. Wird der Anspruch an Patient*innenorientierung nicht mehr eingelöst, kann dies zur Patient*innenignorierung kommen, bei der es nur noch um das „fraglose Verrichten pflegerischer Handlungen" (Doppelfeld & Zwicker-Pelzer, 2014, S. 3) geht. „Moralischer Stress stellt eine Bedrohung für die moralische Integrität der Pflegekräfte dar, da ihr berufliches Handeln als nicht mehr kongruent mit den eigenen Werten erlebt wird" (Doppelfeld & Zwicker-Pelzer, 2014, S. 5). Kongruenz, Echtheit sind jedoch wichtige Voraussetzungen für gelingende Interaktion und Kommunikation. Können diese nicht eingelöst werden, entsteht Stress, der nahezu zwangsläufig auch zu Konflikten innerhalb der Teams führt.

Supervision kann hier ggf. dazu beitragen, frühzeitig Probleme und Defizite aufzufangen und die Teams sowie jedes einzelne Teammitglied zu begleiten. Das verändert zwar nicht die Rahmenbedingungen der Arbeit, legt aber Probleme offen und kann somit Handlungsnotwendigkeiten aufzeigen. Gleichzeitig findet auch eine individuelle und gruppenbezogene Problembearbeitung statt. Mitarbeiter*innen brauchen nicht nur gute fachliche Aus- und Fortbildungen, sondern ebenso begleitende Beratung. Die adäquate wechselseitige Wahrnehmung im Team, zwischen den Pflegekräften und Ärzt*innen sowie zwischen Mitarbeiter*innen und Patient*innen ist die Grundlage für gelingende Interaktion und Kommunikation.

Die Bedeutung von Supervision hat auch eine Studie am Universitätsklinikum Freiburg deutlich gemacht: „Die Wirkmechanismen sind so zum einen zu charakterisieren als Konflikt- und Problemlösung und zum anderen als Nutzung individueller Ressourcen und Teamressourcen sowie Stärkung der kommunikativen Kompetenz" (Wittig et al., 2006, S. 6). Es konnten folgende Ziele erreicht werden:

- Bewältigung und Reduzierung berufsbedingter Belastungen
- Unterstützung beim Aufbau beruflicher Kompetenz
- Mitgestaltung von Veränderungsprozessen im Team und in der Klinik (Wittig et al., 2006).

Supervision kann aber schon viel grundlegender, bei der Gefühlslage jeder/jedes Einzelnen ansetzen: „Supervision ist Reflexion, oft der einzige schützende Ort, indem den eigenen tiefergehenden Gedanken und Gefühlen gefolgt werden kann, ja diese benannt werden und oftmals ihren ersten Ausdruck finden" (Doppelfeld & Zwicker-Pelzer, 2014, S. 13). Sie ist damit, neben dem Anspruch, neue Standards, Kompetenzen oder Veränderungsprozesse zu initiieren, zunächst Entlastungsfaktor für Einzelne und Gruppen und damit ein Teil von Psychohygiene.

Wichtig für den Erfolg sind angemessene Informationen über die Methode und themenadäquate Zusammensetzung der Gruppen. Themenbereiche, die in der Freiburger Studie bearbeitet wurden: Kooperation im Pflegeteam, Kooperation mit Ärzt*innen, Arbeitsorganisation, Selbstverständnis, Patient*innen.

3.2 Kollegiale Beratung

Kollegiale Beratung ist ebenso wie Supervision ein personenbezogener Beratungsansatz, der interaktive und kommunikative Ressourcen stärken will. Er unterscheidet sich von der Supervision zunächst darin, dass er methodisch nur „Kolleg*innen" (= kollegial) einbezieht und auf professionelle Begleitung verzichtet. „Kollegiale Beratung ist ein hervorragendes Konzept für Pflegezusammenhänge:

- Pflege wird von einer sehr großen Berufsgruppe mit speziellen Kenntnissen geleistet. Eine breite externe Begleitung ist aus fachlichen und finanziellen Gründen in der Regel kaum möglich.
- Innerhalb der Berufsgruppe finden sich viele erfahrene Pflegende mit Expertenstatus, deren Wissen zu wenig abgerufen wird.
- Kollegiale Beratung lässt sich ohne viel Aufwand einführen" (DGP, 2012, S. 10).

3.2.1 Kollegiale Beratung konkret: Rollen und Phasen

Kollegiale Beratung ist ein systematisches Beratungsgespräch, das mit zugewiesenen Rollen nach einer vorgegebenen Gesprächsstruktur abläuft. Es findet in Gruppen von ca. sechs bis neun Teilnehmer*innen statt. Praxisfragen, Probleme, Fallkonstellationen werden in der Gruppe vorgetragen, in der Gruppe beraten. Dieser Beratungsprozess wird moderiert.

Rollen in der Kollegialen Beratung

- **Fallerzähler*in:** Die/Der Fallerzähler*in bringt ein Thema, eine Situation oder einen Fall in die Runde. Er gibt hierzu wichtige Informationen (nachfolgend näher beschrieben).
- **Moderator*in:** Sie/Er leitet die Gruppe durch die Phasen des Beratungsprozesses und unterstützt die/den Fallerzähler*in durch Nachfragen darin, das Thema für alle nachvollziehbar darzustellen. Sie/Er garantiert einen respektvollen Umgang in der Gruppe.

- **Berater*in:** Alle übrigen Teilnehmer*innen nehmen die Rollen der Berater*innen ein. Sie können Verständnisfragen stellen und bringen ihre Ideen und Überlegungen zur Thematik ein.
- **Protokollant*in/Beobachter*in:** Ggf. macht es Sinn, Verlauf und vor allem die Ergebnisse schriftlich zu sichern und ein(en) Beobachter*in zu bestimmen. Letztere(r) gibt ein zusammenfassendes Feedback am Ende der Beratung.

Phasen der Kollegialen Beratung (DGP, 2012)

Phase 1: Casting (5 Minuten)
Die zu verteilenden Rollen werden festgelegt.

Phase 2: Bericht der Fallerzählerin/des Fallerzählers (10 Minuten)
Die Fallschilderung kann sich an folgenden Einzelaspekten orientieren (es müssen nicht alle Aspekte im jeweiligen Fall vorkommen):

- Orientierungsdaten (Wer, wie, was, wann, wo?)
- Problem- bzw. Aufgabenschilderung
- beteiligte Personen
- zeitliche Einordnung des Problems: Entstehung, Dauer
- persönliche Reaktionen: bisherige Reaktionen, Gedanken, Emotionen, Lösungsansätze.

Phase 3: Schlüsselfrage (5 Minuten)
Der Beratungswunsch bzw. die Schlüsselfrage an die Gruppe wird ggf. gemeinsam mit dem/der Moderator*in entwickelt und formuliert.

Phase 4: Methodenwahl (5 Minuten)
An diesem Punkt wird die Methode gewählt, mit deren Hilfe sich die Gruppe mit dem Beratungswunsch auseinandersetzt. Mögliche Methoden:

- Brainstorming: Lösungsideen werden gesammelt.
- Kopfstandbrainstorming: Die Schlüsselfrage wird auf den Kopf gestellt, es werden genau gegenteilige Ideen gesammelt.
- Gute Ratschläge: Dem/Der Fallerzähler*in werden ernstgemeinte Empfehlungen für eine Lösung mit auf den Weg gegeben.
- Resonanzrunde: Die Teilnehmer*innen schildern eigene Empfindungen, Gedanken bei dem Hören des Falles.
- Sharing: Die Teilnehmer*innen schildern eigene, vergleichbare Erlebnisse, Erfahrungen.

Phase 5: Beratung (10 Minuten)
Die Teilnehmer*innen geben ihre Überlegungen, Ideen, Gedanken zur Schlüsselfrage wieder. Der/Die Fallerzähler*in hört sich die Ergebnisse an; ggf. wird ein Protokoll angefertigt.

Phase 6: Abschluss und Ausblick
Der/Die Fallerzähler*in bewertet die Rückmeldungen der Gruppe und ordnet diese für sich und sein/ihr künftiges Verhalten ein. Die/Der Moderator*in oder ggf. ein(e) Beobachter*in fasst ihre/seine Eindrücke zum Beratungsprozess zusammen.

3.2.2 Beispiel einer kollegialen Beratung

Das Pflegeteam einer Station für Innere Medizin entscheidet sich für Kollegiale Fallberatung als Instrument, um den Teamentwicklungsprozess zu unterstützen. In einer Inhouse Fortbildungsveranstaltung sind die Mitarbeiter*innen mit der Methode vertraut gemacht worden. Insgesamt sieben Kolleg*innen nehmen am ersten Beratungstermin teil.

Phase 1: Casting
Die Rollen werden zügig verteilt. Auf eine(n) Protokollant*in wird verzichtet.

Phase 2: Berichts des Fallerzählers/der Fallerzählerin (10 Minuten)
Vor dem Hintergrund ‚Schwierige Patient*innen' beschreibt Frau Beinhorn ihre Erfahrungen mit distanzlosen Patient*innen im letzten halben Jahr. Sie berichtet von Erfahrungen, die sie in Krankenzimmern während ihrer Dienstzeiten gemacht habe. Dabei hätte es sowohl anzügliche Bemerkungen gegeben, die sich auf ihr Äußeres (Brüste, Po) bezogen hätten als auch auf das Erzählen von sexualisierten Witzen. Ebenfalls habe sie in der Verrichtung ihrer pflegerischen Tätigkeiten das Gefühl gehabt, dass einzelne Patient*innen ihr absichtlich sehr nahegekommen seien und ihr „auf die Brust geglotzt" hätten. Sie habe sich dabei sehr unwohl gefühlt, was sich auch durch starkes Schwitzen und ansteigenden Blutdruck gezeigt habe. Nach einer solchen Erfahrung sei sie jeweils „fix und fertig" gewesen und habe eine Pause im Schwesternzimmer machen müssen. Hier habe sie sich auch schon mal dem diensthabenden Arzt anvertraut, der aber lediglich gesagt habe, sie solle das nicht so ernst nehmen.

Phase 3: Schlüsselfrage (5 Minuten)
Mit Unterstützung des Moderators wird folgende Schlüsselfrage entwickelt: Wie kann ich in einer vergleichbaren Situation mich zukünftig schützen? Welche Reaktionsmöglichkeiten seht ihr?

Phase 4: Methodenwahl (5 Minuten)
Als Methode wird ‚sharing' ausgewählt, da es zunächst darum gehen soll, zu prüfen, ob Frau Beinhorn mit ihren Erfahrungen alleinsteht.

Phase 5: Beratung (10 Minuten)
Die Gruppe gibt Rückmeldungen, die z. T. über den Auftrag (Bezug zu eigenen Erlebnissen) hinausgehen und auch schon ‚gute Ratschläge' beinhalten.

Zusammenfassung der Äußerungen:

- Frau Bleck: „Passiert mir auch immer wieder. Insbesondere diese dummen Witze nerven mich. Von Gleichstellung haben die noch nichts gehört. Ich werde dann richtig sauer."
- Frau Knopp: „Hab' ich auch schon erlebt, aber auch mehr das blöde Angucken. Die verfolgen einen die ganze Zeit, wenn man im Zimmer ist. Gut, ich kann ja verstehen, wenn man da den ganzen Tag liegt und nichts zu tun hat. Die sind für jede Abwechslung dankbar, aber die könnten sich auch normal unterhalten. Ich bin dann auch sehr verunsichert und weiß gar nicht, wo ich noch hingucken soll."
- Herr Cotta: „Die Erfahrung mache ich so natürlich nicht. Aber diese versauten Witze kenn' ich, die nerven mich auch."
- Herr Negt: „Nee, keine Erfahrungen. Ich zeig mich da, glaube ich, sehr sachbezogen und eher cool. Da kommt keiner auf blöde Ideen."
- Frau Schultz: „Klar, es gibt immer wieder solche Typen, die einen anmachen wollen, das habe ich auch schon erlebt. Da war einer, der war kurz davor, mich anzufassen. Da habe ich dann sehr deutlich mit dem Oberarzt gedroht."

Phase 6: Abschluss und Ausblick
Frau Beinhorn zeigt sich dankbar für die Offenheit, mit der ihre Kolleg*innen ihre Thematik, ihre Frage aufgenommen haben. Es ist für sie beruhigend, dass nicht nur sie, sondern auch die anderen vergleichbare Probleme haben. Für die ersten Hinweise auf denkbare Reaktionen zeigt sie sich offen, muss aber noch überlegen, ob diese zu ihr passen.

Der Moderator würdigt die offene, entspannte Atmosphäre. Mit Blick auf die Bedeutung der Thematik regt er an, das Thema erneut anzugehen, um dann zielgerichteter ‚gute Ratschläge' zu erarbeiten.

Aufgabe

Supervision und kollegiale Beratung verlangen einen sensiblen und (selbst-)kritischen Umgang mit der eigenen Arbeitssituation. Fragestellung: Wo sind Anlässe – Problemlagen –, die eine Aufarbeitung, eine professionelle Begleitung notwendig machen?

Überdenken Sie Ihre aktuelle Arbeits- und Ausbildungssituation. Sehen Sie Gesprächs- und Unterstützungsbedarfe? Stellen Sie Ihre Überlegungen in der Lerngruppe und/oder bei Praxisbesuchen vor.

3.3 Personalgespräche

Gespräche mit Mitarbeiter*innen können auf formeller und informeller Ebene geführt werden (BMFSFJ, 2005). Sie finden im Alltag – zwischen Tür und Angel – oder zu besonders definierten Anlässen und Zeiten statt. An dieser Stelle werden Gespräche zwischen Leitung und Mitarbeiter*in angesprochen. Im Zusammenhang mit Interaktion und Kommunikation beziehen sie sich nicht unmittelbar auf die Patient*innenebene. Mitarbeitende sollten Anlässe, Formen und Bedeutung derartiger Gesprächsformate kennen, um sich im Alltag darauf einzustellen und um sie nutzen zu können. Mit Blick auf deren Zielsetzung stehen sie aber sehr wohl in einem Zusammenhang mit der täglichen Arbeit auf der Station, da es letztlich immer darum geht, Arbeitsergebnisse im Sinne einer hohen Kund*innenzufriedenheit zu verbessern. Mit diesem übergeordneten Ziel stehen konkrete Anliegen dieser Gesprächsformen in einem unmittelbaren Zusammenhang (BMFSFJ, 2005):

- Konfliktprophylaxe und Konfliktmanagement: Unstimmigkeiten – auf welcher Ebene und zwischen wem auch immer – sollen angegangen und bearbeitet werden. Insbesondere, wenn Konflikte z. B. zwischen Teammitgliedern bereits aufgebrochen sind, ist ein Gespräch angezeigt.
- Motivation: Im Zentrum der Arbeit stehen die Patient*innen als Kunden der Einrichtung. Ihnen gilt die Aufmerksamkeit aller Mitarbeiter*innen. Regelmäßige Gespräche können dazu beitragen, die Arbeitsmotivation aufrechtzuerhalten.
- Fürsorge: Es gibt immer wieder Kolleg*innen, die in persönliche Schwierigkeiten geraten sind. Menschliches Interesse aber auch die Fürsorgepflicht des Arbeitgebers sind Gründe, frühzeitig das Gespräch zu suchen und ggf. Hilfe anzubieten.

Die nachfolgenden Kapitel geben eine Übersicht zu ausgewählten Gesprächsformaten.

3.3.1 Einstellungs- bzw. Bewerbungsgespräch

Noch vor Beginn der beruflichen Tätigkeit müssen sich zukünftige Mitarbeiter*innen einem Vorstellungs- bzw. Bewerbungsgespräch unterziehen. Auch wenn die Personalsituation in der Pflege aktuell sehr angespannt ist, werden die Leitungskräfte diese Situation nutzen, um sich ein differenziertes Bild des/der zukünftigen Mitarbeiters/Mitarbeiterin zu machen. Aus Leitungs- bzw. Einrichtungssicht sind Einstellungsgespräche ein zentrales Instrument der Personalentwicklung, aus Sicht der Bewerberin/des Bewerbers eine bedeutsame Stellschraube im beruflichen Leben. Wechselseitige Interessenschwerpunkte werden im Gespräch deutlich.

Typische Fragen aus Institutionensicht

- Motivation: Warum haben Sie sich für diesen Beruf entschieden? Warum der stationäre Bereich und nicht die ambulante Pflege?
- Qualifikation: Was sind Ihre Qualifikationen? Was zeichnet Sie aus? Haben Sie besondere Qualifikationen, Schwerpunkte? Wo haben Sie bereits praktische Erfahrungen?
- Perspektiven: Wo sehen Sie sich beruflich in zehn Jahren?
- Einrichtungsbezug: Wie stellen Sie sich die Arbeit bei uns vor?

Typische Fragen aus der Sicht von Bewerber*innen

- Wie sieht mein Alltag in Ihrem Krankenhaus aus?
- Auf welcher Station werde ich eingesetzt? Wie ist die Struktur des Teams – Alter, Qualifikation, Größe, Geschlechterverteilung?
- Wie sind die Dienstzeiten bzw. Dienstpläne?
- Gibt es Weiterbildungsmöglichkeiten?

Für Bewerber*innen macht es Sinn, sich vorab über das spezifische Krankenhaus zu informieren, um Fragen und Wünsche (z. B. genauer Einsatzbereich) zielgerichtet formulieren zu können. Ebenso ist es wichtig, sich genau mit der Stellenanzeige auseinanderzusetzen. Schon in der schriftlichen Bewerbung sollte gezielt auf das Anforderungsprofil eingegangen werden. Sollte das Bewerbungsgespräch online geführt werden, ist es wichtig, vorab die Technik und die eigene Wirkung (Kameraposition, Raumhintergrund) zu prüfen.

Aufgabe

Führen Sie ein Rollenspiel durch. Verteilen Sie die Rollen Führungskraft und Bewerber*in und verwenden Sie die o. g. Fragestellungen. Die vermeintliche Führungskraft stellt die einzelnen Fragen. Welche Antworten sind Ihnen schwergefallen? Wie könnten Sie sich ggf. besser auf ein Bewerbungsgespräch vorbereiten?

3.3.2 Gespräche mit Mitarbeitenden

Mitarbeiter*innengespräche sollten in regelmäßigen Abständen zwischen Führungskraft und Mitarbeitenden stattfinden. Das kann im Krankenhaus die Stationsleitung oder die Pflegedienstleitung sein; das ist abhängig von der Größe der Einrichtung bzw. der einzelnen Organisationseinheit. Im Vordergrund des Gespräches steht die Förderung der Pflegefachkraft in ihrem Arbeitsumfeld. Es hat sich bewährt, folgende Aspekte in das Gespräch zu integrieren.:

- Aufgabenerledigung: Wie sieht das aktuelle Aufgabenprofil aus? Welche Aufgaben sind im Laufe des Tages, einer Woche zu erledigen? Wie ist die Aufgabenverteilung auf der Station? Wie funktioniert die Teamarbeit?
- Persönliche Entwicklung: Wie ist die Zufriedenheit insgesamt? Ist der Einsatz mit Blick auf die persönliche Qualifikation sinnvoll und angemessen? Gibt es Unter- oder Überforderungen? Gibt es neue Aufgabengebiete, die von Interesse sind? Sind die Qualifikationen für das aktuelle Aufgabengebiet ausreichend? Sind Qualifizierungen – auch für mögliche neue Aufgaben – notwendig?
- Kooperation: Wie verläuft die Kooperation im Team (horizontal) und mit den Vorgesetzten (vertikal)? Wie ist die Gesprächskultur? Werden Konflikte offen angegangen?

Am Ende eines Mitarbeiter*innengespräches sollten (Ziel-)Vereinbarungen stehen und protokolliert werden. Diese werden zum Ausgangspunkt für das nächste Gespräch genommen. Das Gespräch sollte auf Augenhöhe geführt werden. Es geht um die wertschätzende Haltung der Führungskraft gegenüber den Mitarbeiter*innen als Basis für eine Vertrauenskultur. Aktives Zuhören, die Wahrnehmung auch der nonverbalen Anteile, der Körpersprache sind wichtige Voraussetzungen für das Gelingen. Auf Wunsch der Mitarbeiterin/des Mitarbeiters kann eine Person des Vertrauens oder ein Mitglied der Mitarbeitervertretung, des Betriebsrates oder der Schwerbehindertenvertretung hinzugezogen werden.

3.3.3 Beurteilungsgespräch

Grundsätzlich haben Mitarbeiter*innen das Recht auf eine Beurteilung. Das kann bei einem bevorstehenden Arbeitsplatzwechsel oder bei personellen Veränderungen auf der Führungsebene von Bedeutung sein. Ebenso können Beurteilungsgespräche als kontinuierliches Instrument der Personalentwicklung eingesetzt werden. Sie orientieren sich an vorgegebenen, bekannten Kriterien (BMFSFJ, 2005). Beispiele dieser Kriterien sind in **Tabelle 3-1** beschrieben.

Tabelle 3-1: Beurteilungsgespräch (Eigendarstellung in Anlehnung an BMFSFJ, 2005)

Anwendung von Kenntnissen	Arbeitseinsatz	Arbeitsverhalten bei unterschiedlichen Situationen	Teamfähigkeit
Sorgfalt Genauigkeit	Belastbarkeit	Überblick	Informationsaustausch
psychosoziale Betreuung	Wirksamkeit	gedankliche Beweglichkeit	Kritikfähigkeit
hygienische Maßnahmen	Selbstständigkeit	Setzen von Prioritäten	Berücksichtigung des Kompetenzrahmens
Zuverlässigkeit	Kostenbewusstsein	Entscheidungsfähigkeit	Lösungskompetenz

Während beim Mitarbeiter*innengespräch Vorgesetzte sich in einer eher nicht bewertenden, nicht abwertenden Rolle befinden, ist das Beurteilungsgespräch differenziert urteilend, führt positive und negative Leistungen und Verhaltensweisen auf.

3.3.4 Konfliktgespräch

Teams sind keine statische Größe, sondern immer im Prozess, Teams entwickeln sich kontinuierlich, auch weil die Zusammensetzung oft von Veränderungen geprägt ist. Mitglieder in Teams haben unterschiedliche Charaktere mit Vorlieben und Abneigungen, sie finden in Abgrenzung zueinander ihre Rollen. So entwickeln Teams Rollenkonstellationen mit Hierarchien und spezifische Verantwortlichkeiten. Derartige Prozesse sind dynamisch und bergen immer die Gefahr, dass „Reibung" entsteht. Diese Reibung kann Stress und Konflikte hervorbringen. Konkrete Anlässe könnten sein: Spannungen im Team, Konflikte zwischen einzelnen Mitarbeiter*innen, Beschwerden über fehlende Fachlichkeit, Leistungsschwankungen von Kolleg*innen, Verstoß gegen allgemein gültige Verhaltensregeln (BMFSFJ, 2005, Anlage 15). Dann sind Gespräche notwendig, wenn nicht die Zusammenarbeit gefährdet werden soll. Gespräche können im Team oder zwischen betroffenen Pflegekräften geführt werden. Es ist wichtig, dass derartige Gespräche durch eine neutrale Person moderiert werden. Betroffene können auf Wunsch eine Person ihres Vertrauens hinzuziehen.

3.3.5 Kritikgespräch

Ein Kritikgespräch steht dann an, wenn eindeutig gegen Pflichten und oder Verhaltensrichtlinien verstoßen wurde. Das sind generelle Dienstpflichten, die im Arbeitsvertrag oder durch Dienstanweisungen geregelt sind oder sich durch den Arbeitsauftrag ergeben. Es könnten der Umgang mit Dienstzeiten, die fehlende Sorgfalt bei der Medikamentenzusammenstellung (**Kap. 3.4**), Nachlässigkeiten bei der Hygiene usw. sein. Dabei muss es noch nicht zwingend zu Folgeschäden bei Patient*innen gekommen sein. Im Gespräch ist es wichtig, dass der Dienstvorgesetzte die Vorwürfe nachweisbar und damit überprüfbar belegen kann. Stellen sich die Vorwürfe als berechtigt heraus, kann es als Konsequenz zur Abmahnung oder auch zur Kündigung kommen. Auch hier können auf Wunsch der Mitarbeiterin/des Mitarbeiters eine Person des Vertrauens oder Mitglieder der Mitarbeitervertretung (MAV), des Betriebsrates oder der Schwerbehindertenvertretung hinzugezogen werden.

3.3.6 Fürsorgegespräch

Für einen andere Menschen Fürsorge zu tragen heißt, sich um ihn zu kümmern, seine Sorgen aufzunehmen und zum eigenen Thema zu machen. Der Grund für eine derartige Fürsorge von Vorgesetzten ist oft in Verhaltensauffälligkeiten oder -störungen der Kolleg*innen zu suchen. Diese können der Missbrauch von Alkohol und/oder Medikamenten oder psychische Problematiken, z.B. eine Depression sein. Neben einem vertrauensvollen Gespräch, in der Regel unter vier Augen, ist es notwendig, den betroffenen Kolleg*innen Hilfsangebote zu machen. Fürsorgegespräche verbinden zweierlei: Zum einen sollen sie das ernste Anliegen vermitteln, die erkannten Probleme zu lösen und dabei unterstützend zu helfen, zum anderen sollen sie aber klar machen, dass die erkannten Auffälligkeiten nicht mit den Dienstpflichten vereinbar sind und Mitarbeiter*innen auf Dauer ihren Arbeitsplatz gefährden, wenn die Probleme nicht gelöst werden können.

Die beschriebenen Gesprächsformate verstehen sich nicht zuletzt als Angebote zur Reflexion der professionellen Kommunikation. Sie stellen immer auch Ansätze zur Konfliktschlichtung und -lösung und damit der Optimierung der Kommunikationsprozesse dar.

3.4 InfoPlus: Medikamentenvergabe – Sorgfalt in Wort und Tat

Johannes Wimmer, Mediziner, Autor und Moderator, weist in einem Interview mit der Süddeutschen Zeitung (Wimmer, 2022) u.a. auf die Schwierigkeiten bei der Einnahme bzw. Verabreichung von Medikamenten hin. Auf die Frage, was alles schief gehen kann, sagte er: „Der Patient hat die Erkrankung nicht verstanden oder deren Folgen. Hat das Rezept nicht eingelöst, weil die Apotheke schon zu war. Hat eine unerwünschte Nebenwirkung entdeckt. Hat zu Hause das Medikament verwechselt. [...] Oder die Tablette wurde mit Grapefruitsaft oder Milch eingenommen und dadurch in ihrer Wirkung verändert. [...] Riskant ist übrigens auch, wenn Patienten ihrem Arzt nicht sagen, dass sie ein verschriebenes Medikament gar nicht nehmen. Weil der keine Wirkung erkennen kann, verschreibt er immer höhere Dosen. [...] Bis jemand zu Hause sein Medikament richtig einnimmt, müssen davor ungefähr zehn Schritte klappen“ (Wimmer, 2022, S. 52).

Die Kommunikation zwischen Arzt/Ärztin bzw. Pflegefachkraft und Patient*innen muss an dieser Stelle sehr klar sein. Die Sachebene der Nachricht ist dominant. Um jegliche Missverständnisse auszuschließen, macht es Sinn, sich an standardisierten Formaten zu orientieren.

Hierzu gibt es die sogenannte **10-R-Regel** als fachliche und kommunikative Orientierungshilfe (PPM, n.d.).

Regeln im Überblick

1. Richtige Person – Person direkt ansprechen, Namensschilder (Bett, Armband) prüfen
2. Richtiges Medikament – Kontrolle der Arzneimittel vor dem Austeilen (Vier-Augen-Prinzip, Abgleich mit dem Medikationsplan)
3. Richtige Dosierung – Kontrolle der Arzneimittel vor dem Austeilen (Vier-Augen-Prinzip, Abgleich mit dem Medikationsplan)
4. Richtige Applikationsart – Wo und wie wird das Medikament verabreicht? So können z.B. Injektionen intravenös, muskulär oder subkutan verabreicht werden.
5. Richtiger Zeitpunkt – Hier ist eine Orientierung am Tagesrhythmus oder an Mahlzeiten angezeigt. Ist im Beipackzettel oder in der Verordnung des Arztes nachzulesen.
6. Richtige Anwendungsdauer – Damit eine Behandlung erfolgreich sein kann, ist es oft notwendig, dass Medikamente über einen Zeitraum eingenommen werden. Am Ende einer Behandlung dürfen sie oft nicht abrupt abgesetzt, sondern müssen ausgeschlichen werden.

7. Richtige Aufbewahrung – Sonne, Hitze, Feuchtigkeit können die Wirkung von Medikamenten beeinträchtigen. Manche Medikamente müssen im Kühlschrank aufbewahrt werden.
8. Richtiges Risikomanagement – Was kann während des Medikationsprozesses passieren? Gibt es typische Risikoquellen?
9. Richtige Dokumentation – Die Ausgabe von Medikamenten muss nachweisbar sein und ist deshalb zu dokumentieren.
10. Richtige Entsorgung – Medikamente gehören nicht in die Toilette oder in die Spüle. Viele Apotheken nehmen nicht mehr benötigte oder abgelaufene Medikamente zurück.

Patient*innen nehmen in der Regel auch nach ihrer Entlassung die Medikamente zu Hause weiter. Von daher ist es im Sinne der Aufklärung wichtig, sie über den richtigen Umgang mit ihren Medikamenten zu unterrichten. Im Krankenhaus wird ihnen die medikamentöse Versorgung aus der Hand genommen, zu Hause sind sie auf sich allein gestellt. Eine Unterweisung durch das medizinische Personal ist hilfreich und sichert den Behandlungserfolg ab.

4 Das Krankenhaus als Kommunikationsraum

Im folgenden Kapitel wird das Krankenhaus als Kommunikationsraum beschrieben. Im Einzelnen skizzieren die Autor*innen, wie eine Krankenhausumgebung positiv auf Patient*innen wirken kann. Besonderheiten einer Intensivstation werden beschrieben und am Beispiel der Intensivstation an der Charité Berlin erläutert.

4.1 Kommunikationsraum Krankenhaus

Kommunikation und Interaktion finden nicht im luftleeren Raum statt. Im Gegenteil: Sie sind eingebettet in ein Gebäude, in eine architektonische Struktur, die wesentliche Rahmenbedingungen für die Genesung der Patient*innen darstellt (Büker & Schumacher, 2021).

- Der amerikanische Forscher Roger Ulrich weist 1984 nach, dass bei Patient*innen, die an der Gallenblase operiert worden waren und deren Zimmer nur die Sicht auf eine Mauer gewährte, ein messbar höherer Schmerzmittelbedarf gegeben war als bei der Vergleichsgruppe.
- Der Schwede Per-Olof Sandman beschreibt 2006, wie sich das psychische Empfinden Schwerstkranker negativ ändert, wenn sie sich abwärts („Abstieg“) zu ihren Behandlungsräumen begeben müssen.
- Eine niederländische Studie aus dem Jahr 2010 belegt, dass Menschen mit einer Krebsdiagnose hohe Stresswerte aufweisen, weil sie Räume dunkler, enger und überfüllter empfinden als ihre gesunden Partner (Vollmer, n.d.).

Wenn es so ist, dass die Wahrnehmung der räumlichen Umgebung Einfluss auf unser Befinden hat, dann können Räume zu Stressoren werden, aber sich auch positiv auf unser Befinden auswirken, aus medizinischer Sicht eine ‚heilende Wirkung' entfalten. Krankenhausarchitektur sollte sich derartige Erkenntnisse zum Planungsmaßstab machen. Inzwischen gibt es wichtige Erkenntnisse, die bei der Planung und Umsetzung von Krankenhäusern bzw. Patient*innenzimmern berücksichtigt werden sollten (Witte, 2020). Nicht zuletzt auch, weil eine patient*innenorientierte Gestaltung wichtige Impulse für die Bereitschaft und für die Fähigkeit zu Kommunikation und Interaktion setzt. Das Gespräch zwischen Fachpersonal und Patient*innen, aber auch zwischen den Patient*innen darf in seiner Bedeutung nicht unterschätzt werden. Hier gibt es konzeptionelle Ansätze, die förderlich sind. Über allem steht auf der einen Seite die Vermeidung von Angsterfahrung, die lähmend und verunsichernd wirkt, und auf der anderen Seite die Öffnung von Handlungsoptionen, die aktivierenden Charakter haben und Menschen „sprechfähig" machen.

4.1.1 Konzeptionelle Ansätze einer positiven Krankenhausumgebung

Nachfolgend werden Beispiele dargestellt, wie ein Krankenhaus eine patient*innenorientierte Umgebung gestalten kann.

Gesamtkonzeption: Regionaltypische Bauweise vermittelt ein ‚Heimatgefühl'. Gute Orientierungsmöglichkeiten im Haus durch Farben, Beschilderungen reduzieren Verwirrung und damit Stress. Sinnvoll ist auch die Trennung unterschiedlicher Funktionsbereiche: Patient*innenzimmer und „Boulevard" mit Cafés, Läden und Verwaltung vom Behandlungstrakt als eher angstmachenden Bereich (Beispiel: Uniklinik Hamburg Eppendorf).

Selbstwirksamkeit: Kann ein Patient/eine Patientin selbstständig das Licht an- und ausschalten, die Raumtemperatur einstellen, Rollos oder Rollladen eigenständig bedienen, das Bett selber bewegen und einstellen, reduziert sich sein Gefühl, dem System ‚Krankenhaus' ohnmächtig ausgeliefert zu sein. Die Ausstattung mit Bildern, Spielmöglichkeiten ermöglichen aktive Auseinandersetzungen und lenken von der Krankheit ab.

Licht und Farben: In sonnigen Räumen (bodentiefe Fenster, Balkone) erholen sich die Patient*innen schneller. Und: In hellen Räumen macht das Personal weniger Fehler; wichtig: die Patient*innen durch effektive Beschattungssysteme vor Hitze schützen. Im Eltern-Kind-Zentrum der Uniklinik Bonn „sollen die gelben, orangenen und grünen Sonnenläden am hellweißen Gebäude schon vor Betreten der Klinik den Kindern Angst nehmen ..." (Witte, 2020, S. 41).

Soziale Kontakte: Besucherecken sollten auch außerhalb der Patient*innenzimmer vorhanden sein. Eltern sollten die Möglichkeit haben, in den Zimmern ihrer Kinder zu übernachten. „Im Princess Máxima Centrum für Kinderonkologie in Utrecht haben die Architekten ein Zimmer entwickelt, in dem Eltern und Kinder ihren eigenen Bereich haben, der nach Lust und Laune voneinander getrennt oder verbunden werden kann, je nachdem, ob das Kind Sicherheit und Schutz sucht oder sich allein zurückziehen möchte“ (Witte, 2020, S. 43). Aber auch für die Eltern kann die Rückzugsmöglichkeit angesichts der Belastung durch den Klinikaufenthalt wichtig sein. Auch Patient*innen, die sich einer Chemotherapie unterziehen, möchten nicht gerne allein sein. Eine Patient*innenbefragung macht deutlich, dass Viererzimmer durchaus gewünscht sind, die Patient*innen fühlen sich in dieser Kleingruppe wohl.

Abläufe ‚Warten‘: Untersuchungen, Arztgespräche und Therapien werden in der Regel von Wartezeiten begleitet. Tanja Vollmer, Architekturpsychologin an der TU Berlin, hat hierzu eine klare Position: „Warten tut weh. Das ist messbar“, sagt sie. Und sagt deutlich: Am schlimmsten sei das Warten irgendwo auf dem Gang. Jeder wisse dies, doch sei es weiterhin Standard in deutschen Krankenhäusern und auch weltweit: „Dabei ist das Warten auf Gängen für die Patienten eigentlich unerträglich, das kommt bei unserer Arbeit immer wieder heraus“ (Schmitt-Sausen, 2017).

Maggie-Center: Benannt nach der Krebspatientin Maggie Keswick Jencks, gibt es in Großbritannien sogenannte Maggie-Center. Dies sind Krankenhäuser mit integrierten Entspannungs- und Begegnungsräumen. Diese Angebote sollen den Patient*innen „Stress, Ängste und Unsicherheiten bei der Bewältigung ihrer Krankheit nehmen“ (Schmitt-Sausen, 2017).

Es gibt also Möglichkeiten, bestehende Krankenhauswirklichkeiten im Sinne der Patient*innen und sicher auch des medizinischen Fachpersonals zu verändern. Im nächsten Kapitel wird deutlich, dass das selbst für den Bereich der Intensivstation gilt.

4.1.2 Intensivstationen

Intensivstationen (IST) sind für das Überleben von Patient*innen da, deren gesundheitliche Situation bedroht ist. Das Überleben wird insbesondere gesichert durch die sog. Apparatemedizin. „An jedem Behandlungsplatz ist eine Grundausstattung von Apparaten vorhanden, um die zuverlässige Versorgung sicherzustellen. Die Geräte nehmen selbst kleinste Abweichungen und Veränderungen in den Funktionsabläufen des Körpers wahr und reagieren mit Alarm“ (DGAI, n.d.). Zu der Apparatemedizin gehören (DGAI, n.d.):

- **Elektrokardiogramm (EKG):** Messfühler auf der Brust überwacht die Herztätigkeit

- **Pulsoximeter mit Lichtsensor:** Misst die Sauerstoffsättigung im Blut
- **Arterieller Katheter:** Misst die Pumpleistung des Herzens
- **Zentraler Venenkatheter (ZVK):** Ermöglicht die Abschätzung der Blutfüllung im Kreislauf, die Blutentnahme sowie die Gabe wichtiger Medikamente und Ernährungslösungen per Infusion
- **Blutdruckmanschette:** Misst die Pumpleistung des Herzens
- **Blasenkatheter:** Ein Katheter in der Harnröhre oder Blase übernimmt die genaue Messung der Urinproduktion und verhindert das Einnässen

Können die Patient*innen nicht mehr eigenständig atmen und essen, kommen zusätzlich Beatmungsgeräte zum Einsatz, und durch Infusionen findet künstliche Ernährung statt. Ist die Funktion der Nieren gestört, ist die Blutwäsche durch eine Dialyse erforderlich.

Es ist im Sinne der schwer erkrankten Patient*innen, dass – unterstützt durch dieses System – vom medizinischen Personal alles getan wird, um Menschenleben zu retten. In einer ITS treffen die Patient*innen in verdichteter Form auf die medizinischen Möglichkeiten einer Klinik. Es stellt sich jedoch die Frage, wie – neben dem menschlichen Körper – die menschliche Psyche die Belastungen einer ITS erlebt und übersteht – ohne Schaden zu nehmen.

Der Blick auf die **Abbildung 4-1** lässt ahnen, wie hilflos, abhängig, reduziert sich Patient*innen in einer derartigen Situation fühlen müssen. Kaum zu sehen, umgeben von einer Vielzahl von Geräten, liegt hier ein Mensch. Wenn Psyche und Soma aber eine Einheit bilden, dann ist es nicht verwunderlich, dass der Aufenthalt auf der ITS zu psychischen Problemen führen kann. Neben den räumlichen Bedingungen gibt es weitere Belastungsfaktoren: „Intensivstationen sind laut und hektisch. Dauernd wird die Nachtruhe gestört. Dazu kommt bei Patienten die permanente Angst um das eigene Leben. Das hinterlässt Spuren" (Gross, 2021). Eine Studie der Uniklinik Regensburg bei Menschen mit schwerem Lungenversagen hat gezeigt, dass sich die Patient*innen weitgehend körperlich erholt hatten. „Doch der Zustand ihrer Psyche war besorgniserregend. Jeder Zweite klagte über Schlafstörungen, Angstzustände und Konzentrationsprobleme. Jeder Vierte litt unter schweren Depressionen. Viele der Betroffenen sind dauerhaft arbeitsunfähig" (Gross, 2021).

Aber auch das medizinische Personal ist auf einer ITS hohen Belastungen ausgesetzt. Die lebensbedrohlichen Erkrankungen erfordern absolute Aufmerksamkeit, die oben beschriebenen Rahmenbedingungen gelten gleichermaßen für das Personal.

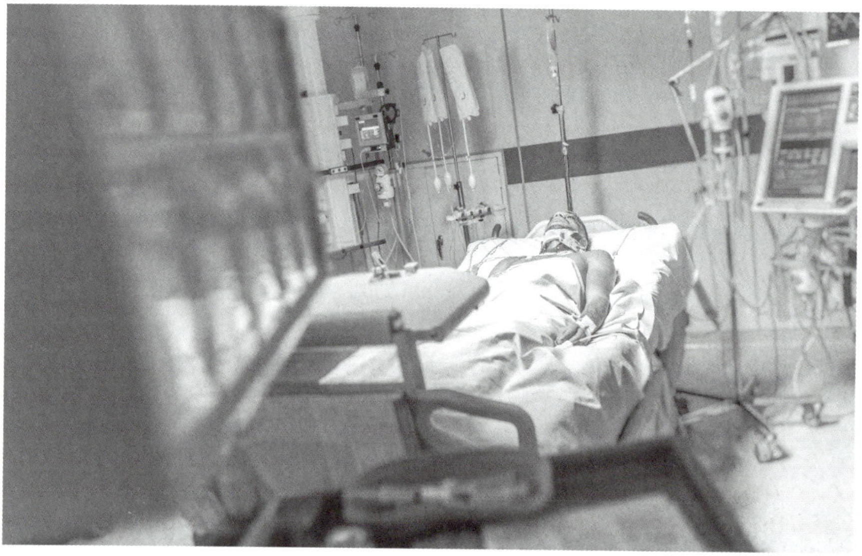

Abbildung 4-1: Ein Patient auf der Intensivstation, hilflos und umgeben von einer Vielzahl an Geräten (Getty Images/vm)

4.1.3 Umgestaltung der Intensivstation an der Charité Berlin

Vor dem Hintergrund dieser problematischen Situation auf einer Intensivstation für Patient*innen und Pflegekräfte ist an der Charité in Berlin ein Modellprojekt umgesetzt worden, das die beschriebenen Belastungen reduzieren soll.

Die Umgestaltung der ITS ist so erfolgt, dass das persönliche Wohlbefinden kritisch kranker Patient*innen verbessert und ihre Genesung unterstützt wird. Das interdisziplinäre Konzept eines interaktiven, intensivmedizinischen Patientenzimmers ist in enger Kooperation der Charité mit der Charité CFM Facility Management GmbH, den Berliner Mediengestaltern von Art+Com sowie dem internationalen Architekturbüro Graft entstanden. Der gemeinsame Entwurf ‚Parametrische (T)Raumgestaltung' war Sieger im Wettbewerb ‚Design & Gesundheitswirtschaft'.

Die beiden intensivmedizinischen Zimmer an der Charité werden so eingerichtet, dass medizinische Geräte optisch in den Hintergrund rücken und Geräusche gedämpft werden (**Abb. 4-2**). Außerdem werden Deckenleuchten installiert, die sich in ihrer Lichtintensität und -frequenz so steuern lassen, dass der natürliche Tag-Nacht-Rhythmus erhalten bleibt. Mit Hilfe von Farben und sich bewegenden Formen, die auf die leinwandbespannte Zimmerdecke projiziert werden, soll zudem eine Atmosphäre geschaffen werden, die Stress mindern und Ängste lösen kann (**Abb. 4-3**). „Zentrale Fragen gelten den Materialien und Medien: Welche

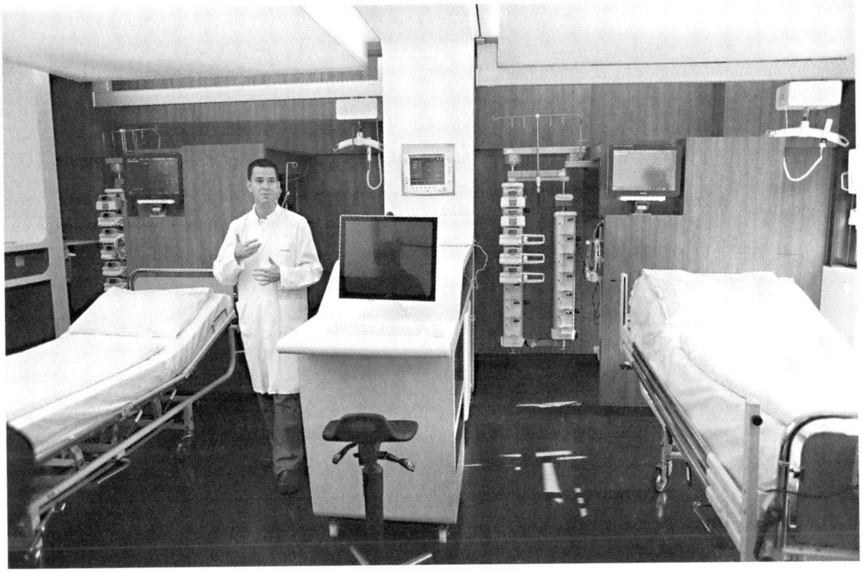

Abbildung 4-2: Modellprojekt Intensivstation: Medizinische Apparaturen sind in den Hintergrund gerückt, störende Gerätegeräusche werden so minimiert (© Charité, Pressemitteilung, 2022, Anne Rediger, mit freundlicher Genehmigung)

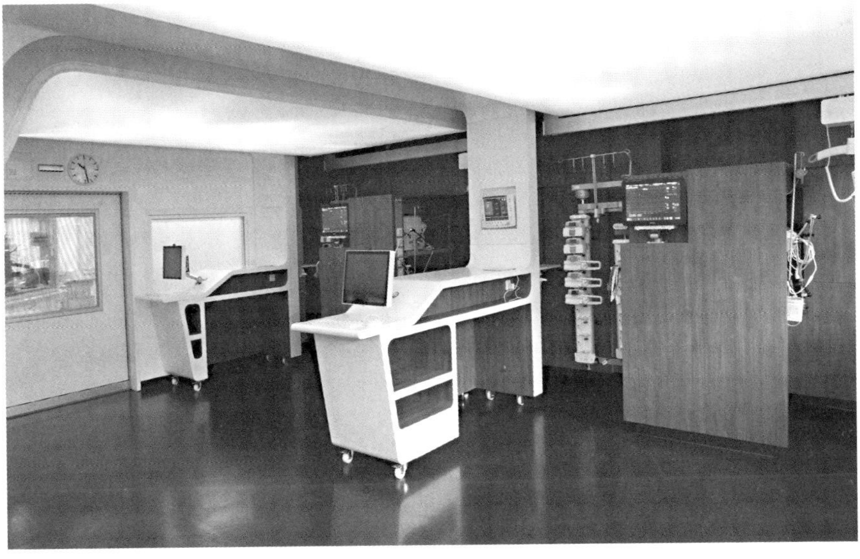

Abbildung 4-3: Modellprojekt der Intensivstation. Die Steuerung der Deckenleuchten ermöglicht den Erhalt eines natürlichen Tag-Nacht-Rhythmus. Farben und sich bewegende Formen an der Zimmerdecke verhelfen zu einer angst- und stressmindernden Atmosphäre (© Charité, Pressemitteilung, 2022, Anne Rediger, mit freundlicher Genehmigung)

Effekte können im Sinne einer ganzheitlichen Genesung erzielt werden?“ (Charité, 2013). Eine ITS ist mehr als die Ansammlung modernster Technik. „Gerade bei der Behandlung von Intensivpatienten spielen die Raumatmosphäre und die Raumgestaltung eine sehr wichtige Rolle“, erklärt Prof. Claudia Spies, Direktorin der Klinik für Anästhesiologie mit Schwerpunkt operative Intensivmedizin an den Campi Charité Mitte und Virchow-Klinikum. Sie leitet das Forschungsprojekt in enger Zusammenarbeit mit dem Interdisziplinären Schlafmedizinischen Zentrum der Charité (Charité, 2013)

Kommunikation ist mehr als Sprache. Das **Kapitel 1.3** hat die Bedeutung von Gestik, Mimik, Embodiment, Basaler Stimulation und Kommunikation verdeutlicht und den Blick auf weitere Aspekte menschlicher Interaktion/Kommunikation erweitert. In einer ITS werden diese Dimensionen sicher eine besondere Rolle spielen und gezielt eingesetzt werden. Der kommunikative Aufforderungscharakter der Umgebung, ob auf das gesamte Krankenhaus oder eine ITS bezogen, spielt hier eine wichtige Rolle. Er sollte bei der Gestaltung von Station, Zimmer und Intensivbereich berücksichtigt werden.

Aufgabe

Gehen Sie bei Ihrem nächsten Praxistag durch die Einrichtung mit dem Blick auf die räumlichen Gegebenheiten.

Wie wirken Flure, Zimmer, Wartezonen, Empfangsbereiche? Fühlen sich Patient*innen angenommen? Erkennen Sie positive Voraussetzungen für Interaktion und Kommunikation innerhalb der Mitarbeiterschaft und zwischen Mitarbeiter*innen und Patient*innen?

Teil II

Kommunikation mit Kindern und Jugendlichen

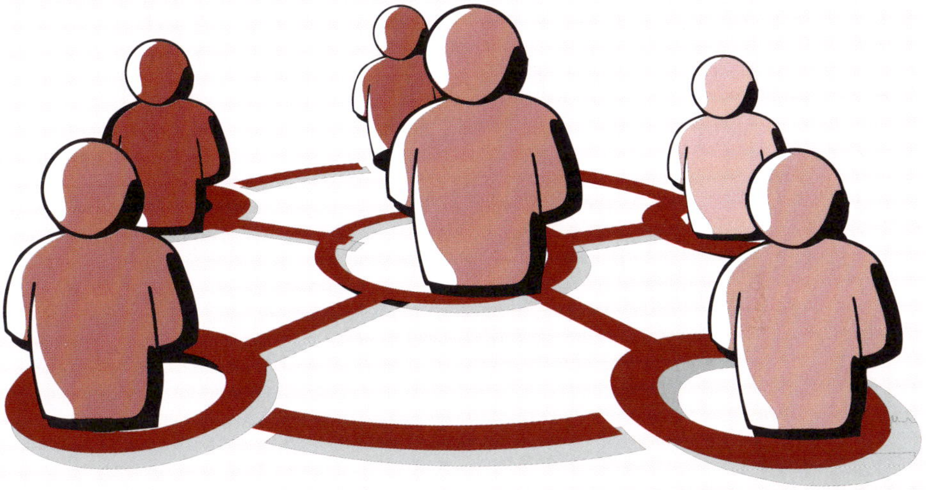

5 Kinder und Jugendliche

Kompetenz nach PflAPrV

Kommunikation und Beratung personen- und situationsorientiert gestalten (II. 1.b)

Die Absolventinnen und Absolventen ...
gestalten kurz- und langfristige **professionelle Beziehungen mit Kindern, Jugendlichen und ihren Bezugspersonen**, die auch bei divergierenden Sichtweisen oder Zielsetzungen und schwer nachvollziehbaren Verhaltensweisen von Empathie, Wertschätzung, Achtsamkeit und Kongruenz gekennzeichnet sind (BMJ, 2018, S. 1602).

5.1 Sprachentwicklung bei Kindern

Kommunikation bzw. Kommunikationsfähigkeit wird oft mit dem Sprachverständnis bzw. der Sprechfähigkeit von Menschen gleichgesetzt. Nachfolgende Erörterungen zur Sprachentwicklung (bei Säuglingen und Kleinkindern) wollen deutlich machen, dass Kommunikation jedoch auch schon dann stattfindet, wenn Sprachverständnis und Sprechfähigkeit noch nicht entwickelt sind, z. B., wenn der noch nicht sprechende Säugling seine Bedürfnisse äußert und seine Bezugsperson darauf reagiert mit Mimik, Gestik, konkreten Handlungen, wie der Gabe des Fläschchens, eben mit dem Säugling kommuniziert.

Kinder sind, damit sie sich auch sprachlich entwickeln können, auf Sprachmodelle angewiesen, darauf, dass ihre Zeige-Gesten und Gebärden (Kommunikationsversuche) aufgegriffen werden. „Bleiben die Reaktionen des Erwachsenen auf diese besondere Kommunikation aus, verliert das Kind die Motivation, ihm künftig auf diesem Wege etwas mitzuteilen. Damit geht dem Kind die Chance verloren, früh und offensichtlich altersgemäß Zusammenhänge zu erkennen und Benennungen zu erfahren“ (Haug-Schnabel & Bensel, 2017, S. 45).

5.1.1 Spracherwerbstheorien

Der Behaviorismus

Dass für die Entwicklung der Sprache, für den Spracherwerb bei Kindern, die Reaktionen der Umwelt entscheidend sind – „das Kind kommt als unbeschriebenes Blatt (tabula rasa) zur Welt und wird von der Umwelt beschrieben“ (Elfert, n.d.), entspricht auch dem Denkansatz des Behaviorismus. Von John B. Watson zu Beginn des 20. Jahrhunderts entwickelt und in den 50er Jahren von Burrhus F. Skinner (1904–1990) weiterentwickelt, geht dieser davon aus, dass „Kinder Sprache erwerben, weil die Umwelt auf „richtige“ Lautäußerungen mit Lob („verstärkend“) reagiert und auf „falsche“ Lautäußerungen neutral oder negativ. Diese Form des Lernens wird als operante Konditionierung bezeichnet“ (Leist-Villis, 2020).

Eine weitere Komponente des Spracherwerbs ist nach Skinner, dass Kinder Wörter und Laute nachahmen und dieses Nachahmen (Imitationsverhalten) von der Umwelt auch durch Lob verstärkt wird.

Der Nativismus

Vertreter des sog. Nativismus, z. B. der amerikanische Linguist Avram Noam Chomsky (geb. 1928 in Philadelphia), sahen die Annahmen des Behaviorismus‘ sehr kritisch. „Nach Chomsky ist Sprache zu komplex, als dass sie ein in seiner kognitiven Entwicklung noch nicht sehr weit fortgeschrittenes Kleinkind innerhalb von wenigen Jahren allein durch Imitation und Verstärkung erwerben könnte“ (Leist-Villis, 2020).

Der Nativismus geht stattdessen davon aus, dass bestimmte Begabungen oder Fähigkeiten angeboren sind, „dass wir mit bestimmten kognitiven Modulen geboren werden (...), die uns erlauben, bestimmte Fähigkeiten zu erlernen und zu erwerben (wie die Sprache)“ (Nativismus, 2022). Chomsky nahm an, dass allen von Menschen gesprochenen Sprachen gemeinsame grammatische Prinzipien zugrunde liegen, die allen Menschen angeboren seien. Kritiker des Nativismus kamen jedoch zu dem Schluss, „dass es Sprachen mit ganz und gar unterschiedlichen Grammatiken gibt, die sich nicht durch eine einzige zugrunde liegende Grammatik beschreiben lassen" (Elfert, n.d.).

Der Interaktionismus

Vertreter*innen des Interaktionismus, z.B. Jerome Bruner (1915–2016), ordnen der sozialen Interaktion beim Spracherwerb des Kindes eine zentrale Rolle zu. Sie, die soziale Interaktion, „zeichnet sich dadurch aus, dass sie sich an dem jeweiligen Stand der kognitiven und sprachlichen Entwicklung des Kindes orientiert. Mütter beachten dies meist intuitiv, indem sie mit ihren Neugeborenen in besonderer Weise kommunizieren (z.B. in einfachen Sätzen, mit vielen Wiederholungen, mit starker Betonung und Melodie)" (Leist-Villis, 2020).

Die soziale Interaktion ist – anders als Vertreter*innen des Behaviorismus‘ und des Nativismus‘ es sehen, die diese als einen untergeordneten Faktor beim Spracherwerb betrachten – für Bruner entscheidend dafür, dass die angeborene Fähigkeit, Sprache zu erwerben (hier folgt Bruner Chomsky), sich entfalten kann.

Der Kognitivismus

Der bedeutendste Vertreter der Theorie, die man mit dem Begriff des Kognitivismus‘ erfasst, ist Jean Piaget, ein Schweizer Psychologe (1896–1980).

Piaget ordnete den Spracherwerb als eine besondere Form des kognitiven Lernens ein, als Ausdruck der gesamten kognitiven Entwicklung. Zu den kognitiven Fähigkeiten, die sich beim Kind durch die Auseinandersetzung mit der Umwelt (Wahrnehmung der Umwelt mit allen Sinnen – wie riechen, schmecken die Dinge, wie fühlen und hören sie sich an?) herausbilden und die Grundlage für den Spracherwerb darstellen, gehören demnach:

- **die Objektpermanenz** = die Erkenntnis, dass Dinge auch dann existieren, wenn sie gerade nicht sichtbar sind, wahrgenommen werden können. Im Zusammenhang damit steht:
- **die Symbolfunktion** von Dingen. Im Spiel des Kindes kann z.B. ein Holzklotz für ein Auto stehen.
- **die theory of mind.** Kinder, die eine theory of mind entwickelt haben, sind in der Lage, sich in andere hineinzuversetzen (Perspektivenwechsel), sind fähig, „Annahmen über die Bewusstseinsvorgänge anderer Personen zu machen, also bei anderen Gefühlen, Absichten, Meinungen etc. zu vermuten, die nicht den eigenen entsprechen" (Elfert, n.d.).

- **Zusammengefasst:** „Spracherwerb erfolgt auf der Basis von kognitiven Fähigkeiten, die sich durch die konkrete Erfahrung mit der Welt bilden. Beispiel: Ein Kind entwickelt eine Vorstellung davon, was ein Ball ist, indem es ihn sieht (Er ist rot.), anfasst (glatt) und anstößt (rollt weg). Es sagt „Ball", später „Wo ist der Ball"? und viel später „Die Erde ist eine Kugel". (...) Dem Spracherwerb liegen also verschiedene kognitive Fähigkeiten zugrunde, aber auch umgekehrt gilt: Sprache als wichtiger Faktor für die weitere kognitive Entwicklung, zum Beispiel als Voraussetzung des abstrakten Denkens" (Elfert, n. d.).

5.1.2 Voraussetzungen für den Spracherwerb

So unterschiedlich die hier kurz vorgestellten wissenschaftlichen Annahmen zum Erwerb von Sprache, dem Erwerb des Sprachverständnisses und der Sprechfähigkeit, sind, besteht heute – gestützt insbesondere durch die moderne Lernforschung – weitgehend Übereinstimmung darin, dass das Kind die Sprache v. a. in der aktiven Auseinandersetzung mit seiner Umwelt erwirbt, dass der Spracherwerb eingebettet ist in die frühkindliche Gesamtentwicklung. „Innerhalb dieser Gesamtentwicklung beeinflussen sich biologische, sensomotorische, sprachliche, kognitive und sozial-emotionale Prozesse wechselseitig. In den genannten Entwicklungsbereichen finden wir Voraussetzungen, die für das Gelingen des Spracherwerbs entscheidend sind" (Kindergarten heute Spezial, 2003).

5.1.2.1 Biologische/Anatomische Voraussetzungen

Eine grundlegende Voraussetzung für den Erwerb von Sprache ist die Ausbildung des Zentralnervensystems, die Reifung des Gehirns als dem wesentlichen Bestandteil des ZNVs. Im Gehirn erfolgt eine Spezialisierung der beiden Gehirnhälften: Die linke Gehirnhälfte verarbeitet sprachliche Informationen, die rechte ist eher für die Verarbeitung emotionaler Reize und natürlicher Geräusche zuständig.

Die Stimme, die sich mit dem ersten Schreien des Säuglings entfaltet, nutzt dieser, um durch sein Schreien Befindlichkeit und Bedürfnisse mitzuteilen, z. B., dass er sich nicht wohlfühlt (Müdigkeit, Bauchschmerzen) oder dass er Hunger hat. „So entwickeln Mutter und Säugling ihre erste „stimmliche Kommunikation", mit der sich ihre zwischenmenschliche Beziehung weiterentwickelt – auch als sozialemotionale Entwicklung bezeichnet" (Wendlandt, 2017, S. 23).

Auf das Schreien des Säuglings folgt eine Phase des Lallens. Dadurch, dass der Säugling mit der Zungenspitze immer wieder „lustbetont" den Gaumen berührt (taktiler Reiz), produziert er eine Vielfalt an Lauten, mit denen er zum einen seine Sprechwerkzeuge (Mund, Zunge, Gaumen) trainiert, zum anderen in Kommunikation tritt mit seinen Bezugspersonen (v. a. Mutter und Vater), die seine Geräusche nachahmen oder neue/andere Geräusche vorgeben, die „zurücklallen".

Um sprechen zu können, sprechen lernen zu können, muss auch der Sprechapparat des Säuglings ausgebildet, gesund sein. Dieser besteht aus:

- dem Zwerchfell, den Lungen und den Bronchien, die für die Atmung zuständig sind
- dem Kehlkopf, in dem die Stimme produziert wird
- den Artikulationsorganen Kiefer, Rachen, Nase, Mundhöhle, Gaumen, Zunge, Zähne und Lippen (Wendlandt, 2017).

Verantwortlich dafür, dass alle Atmungsorgane – die Stimmgebung durch den Kehlkopf sowie die Artikulationsorgane – funktionieren, ist ein großes Muskelgeflecht, das vom Gehirn über Nervenleitungen gesteuert wird. Liegen hier Erkrankungen oder Fehlentwicklungen bei Kindern vor, sind Spracherwerb und Artikulationsfähigkeit beeinträchtigt. „Kinder, die an einer Erkrankung/Störung der Nervenleitungen (z. B. Zerebralparese), der Muskulatur (z. B. kindliche Muskeldistrophien), der anatomischen Gegebenheiten (z. B. Kinder mit Lippen-Kiefer-Gaumenspalten) oder an schweren Atemwegserkrankungen (z. B. Mukoviszidose) leiden, haben ungünstige Voraussetzungen für den Erwerb des Sprechens bzw. müssen lebenslange Einschränkungen ihres Sprechens in Kauf nehmen" (Wendlandt, 2017, S. 13).

Das **Hören** entwickelt sich beim Kind bereits im Mutterleib, schon beim Neugeborenen ist das Hörorgan voll funktionsfähig. Direkt nach der Geburt kann das Kind die Stimme seiner Mutter, die es schon im Mutterleib wahrgenommen hat, von den Stimmen anderer Personen unterscheiden. Im Hinblick darauf, dass bei der Wahrnehmung von Geräuschen und Sprache aber auch die Hörzentren des Gehirns beteiligt sind, die sich nach der Geburt weiter ausbilden, ebenso wie der Hörnerv, der für die Weiterleitung der akustischen Reize vom Ohr zum Gehirn (Hörzentren) verantwortlich ist, nimmt das Hörvermögen des Säuglings beständig weiter zu, dauert seine Entwicklung über das 1. Lebensjahr hinaus an (Wendlandt, 2017).

Wie dargelegt, bezeichnet man die sprachliche Entwicklung, wie sie in den ersten 6 Monaten stattfindet, als Lallphase. „Die Kinder jauchzen und gurren, bilden lange Ketten gleicher Laute oder verknüpfen verschiedenen Laute miteinander. (...) Das Lallen des Kindes wird durch das Zurücklallen und das Lächeln der Bezugspersonen verstärkt" (Wendlandt, 2017, S. 23).

Ab dem 7. Lebensmonat etwa ist es aber weniger der taktile Reiz (die Berührung der Zunge von Gaumen und Lippen), sondern die Wahrnehmung/das Hören von fremden Lauten von Bezugspersonen, die die ‚Lallproduktion' des Säuglings fördern. Sollte ein Kind in diesem Zeitraum aber weniger lallen oder gar aufhören zu lallen, könnte das ein wichtiger Hinweis auf Hörstörungen, ggfs. eine Schwerhörigkeit, sein, die ärztlich abgeklärt werden müssten (Wendlandt, 2017; Kindergarten heute Spezial, 2003).

Wie das Hören bzw. die Hörfähigkeit ist auch die visuelle Wahrnehmungsfähigkeit, das **Sehen** für die Sprachentwicklung von hoher Bedeutung. Wie in der Kommunikation bei allen Menschen signalisiert der Blickkontakt zwischen Eltern (und anderen Bezugspersonen) und Kind auf beiden Seiten zuallererst einmal Kommunikationswillen und -bereitschaft (**Abb. 5-1**). „Wir signalisieren mit den Augen: „Ich möchte dir etwas sagen." Der Gesprächspartner macht durch das Halten des Blickkontakts deutlich, dass er zuhören möchte" (Kindergarten heute Spezial, 2003, S. 4).

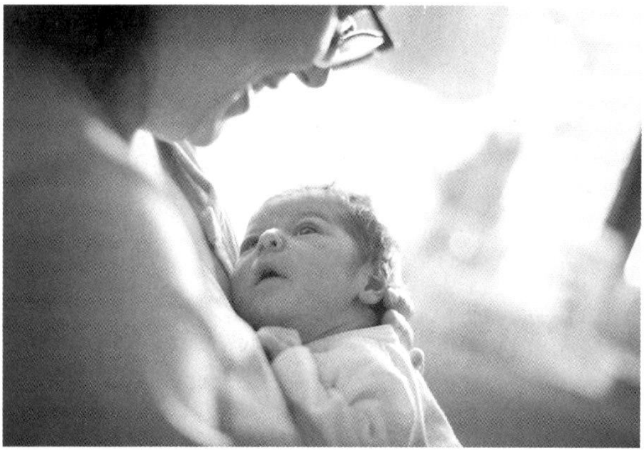

Abbildung 5-1: Mutter und Kind im Gespräch: Der Blickkontakt zwischen Mutter und Kind signalisiert Gesprächsbereitschaft (Getty Images/Mayte Torres)

Darüber hinaus ermöglicht das Sehen den Kindern, die Mundbilder und Lippenbewegungen der Erwachsenen beim Sprechen abzuschauen und nachzuahmen. Wie wichtig diese Möglichkeit für die Sprach- und Sprechentwicklung ist, zeigt sich daran, dass Kinder, deren Sehfähigkeit eingeschränkt ist oder die blind sind, Sprachentwicklungsverzögerungen aufweisen. „Durch die eingeschränkte Wahrnehmungsfähigkeit ist auch ihr Wortschatz eingeschränkt – sie können viele Dinge ihrer Umwelt nicht erfassen und deshalb Sprache erst einmal nur unvollkommen ausbilden" (Wendlandt, 2017, S. 24).

Hören und Sehen sind – wie vorstehend ausgeführt – von großer Bedeutung für Kinder, ihre Umwelt zu erfassen, sie wahrnehmen zu können. Unterstützt werden das Hören und Sehen noch durch den Tastsinn, die taktile Kommunikation (**Abb. 5-2**). „Er ist ein elementarer Basissinn; für jedes Neugeborene ist die Berührung der primäre Kontakt zu einem anderen Menschen. Über den Tastsinn lernt der Säugling die Bedeutung der Berührung wie Nähe, Zuneigung, Trost oder auch Schmerz und Ablehnung kennen." Berührungen sind die ersten Kontakte des Säuglings oder wie die Erziehungswissenschaftlerin R. Zimmer es in Bezug auf den Spracherwerb formuliert: „Die taktile Kommunikation ist die erste Sprache des Kindes, auf der die verbale aufbaut" (Zimmer, 1995, S. 110).

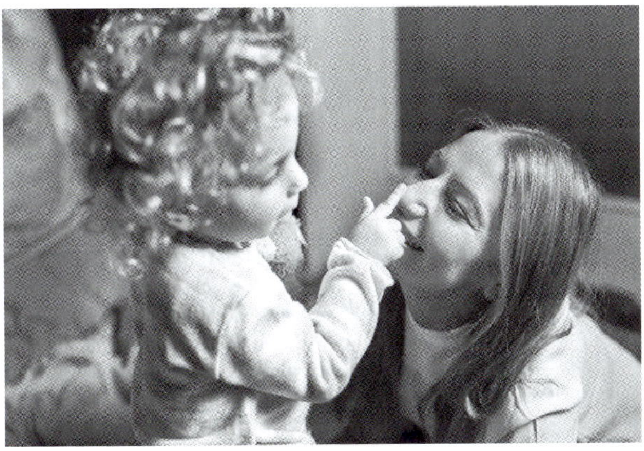

Abbildung 5-2: Taktile Kommunikation – die erste Sprache des Kindes, auf der die verbale Kommunikation aufbaut (Getty Images/ Oliver Rossi)

5.1.2.2 Voraussetzungen in der Motorik

Die vorangehenden Darstellungen der Entwicklung des Sprechens und der Bedeutung des Tastsinns implizieren schon Hinweise auf eine weitere biologisch/anatomische Voraussetzung, die für die Entwicklung der Sprachfähigkeit von Bedeutung ist: die Motorik, die Fein- und Grobmotorik des Kindes.

Wie schon ausgeführt, ist u. a. ein großes Muskelgeflecht, das vom Gehirn über Nervenleitungen gesteuert wird, verantwortlich dafür, dass alle Atmungsorgane – die Stimmgebung durch den Kehlkopf sowie die Artikulationsorgane – funktionieren, dass zielgerichtete Mund- und Zungenbewegungen erfolgen können. Diese der Feinmotorik zuzuordnenden Fähigkeiten stehen auch in einem engen Zusammenhang mit der sich beim Säugling/Kleinkind von Geburt an weiter entwickelnden Grobmotorik.

Säuglinge sind ständig in Bewegung. Zappeln sie zunächst größtenteils reflexgesteuert, werden die Bewegungen ab dem ersten Monat immer gezielter – je mehr das Zusammenspiel zwischen Gehirn und Muskeln funktioniert. Sie lernen, eigenständig ihre Lage zu verändern, die Füße anzuheben und sie strampeln, zappeln mit den Armen, drehen sich, der gesamte Körper wird fortlaufend in unterschiedliche Körperpositionen gebracht.

„... lange bevor Kinder ihr erstes Wort sprechen, krabbeln sie, richten sich auf, machen Lauf- und Kletterversuche (...). Nach der Geburt stopfen sie Gegenstände in den Mund und erspüren und ertasten sie auf diese Weise (...)“ (Wendlandt, 2017, S. 25).

Durch den größeren Bewegungsradius ihrer Grobmotorik sind sie in der Lage, viele Gegenstände zu erreichen, die sie interessieren: „Sie beginnen, gezielt nach Dingen zu greifen, sie zu umfassen, zu berühren, sie zu bewegen. Immer besser können sie Bewegungen fein aufeinander abstimmen (...), später mit Hilfe des Tastsinns (z. B. von Zunge und Lippen) in Sekundenbruchteilen die für die Aussprache richtigen Stellungen und Spannungszustände der Mundmuskulatur herstellen“ (Wendlandt, 2017, S. 24).

5.1.3 Der Sprachbaum nach W. Wendlandt

Vorstehende Ausführungen zur sprachlichen Entwicklung bei Kindern – zu den Voraussetzungen, der Bedeutung der verschiedenen Entwicklungsbereiche, deren Auswirkungen auf die Sprachentwicklung – Sprachvermögen, Sprachverständnis, Sprechfreude -hat der Psychologe und Psychotherapeut W. Wendlandt sehr treffend veranschaulicht mit dem Bild eines „Sprachbaumes“ (Wendlandt, 2017, S. 22), dargestellt in **Abbildung 5-3.**

Die Wurzeln

Die Wurzeln des Baumes, also des Spracherwerbs bzw. der Sprachentwicklung des Kindes, sind eingebettet in eine soziale Umgebung, die durch die Gesellschaft, die Kultur und Lebensumwelt geprägt ist.

Schreien und Lallen sind die Grundlage für die Entwicklung der Wahrnehmung und der Motorik des Sprechapparates. Hören, Sehen und Tastsinn sind an der Ausbildung von Fein- und Grobmotorik beteiligt, ebenso wie die Hirnreifung und geistige Entwicklung. Die Entwicklung sozial-emotionaler Fähigkeiten stärkt das Selbstvertrauen des Kindes und das Vertrauen in seine Mitmenschen. Ein positives Erleben der Mitmenschen, der Umwelt trägt somit entscheidend zur Sprachentwicklung bei.

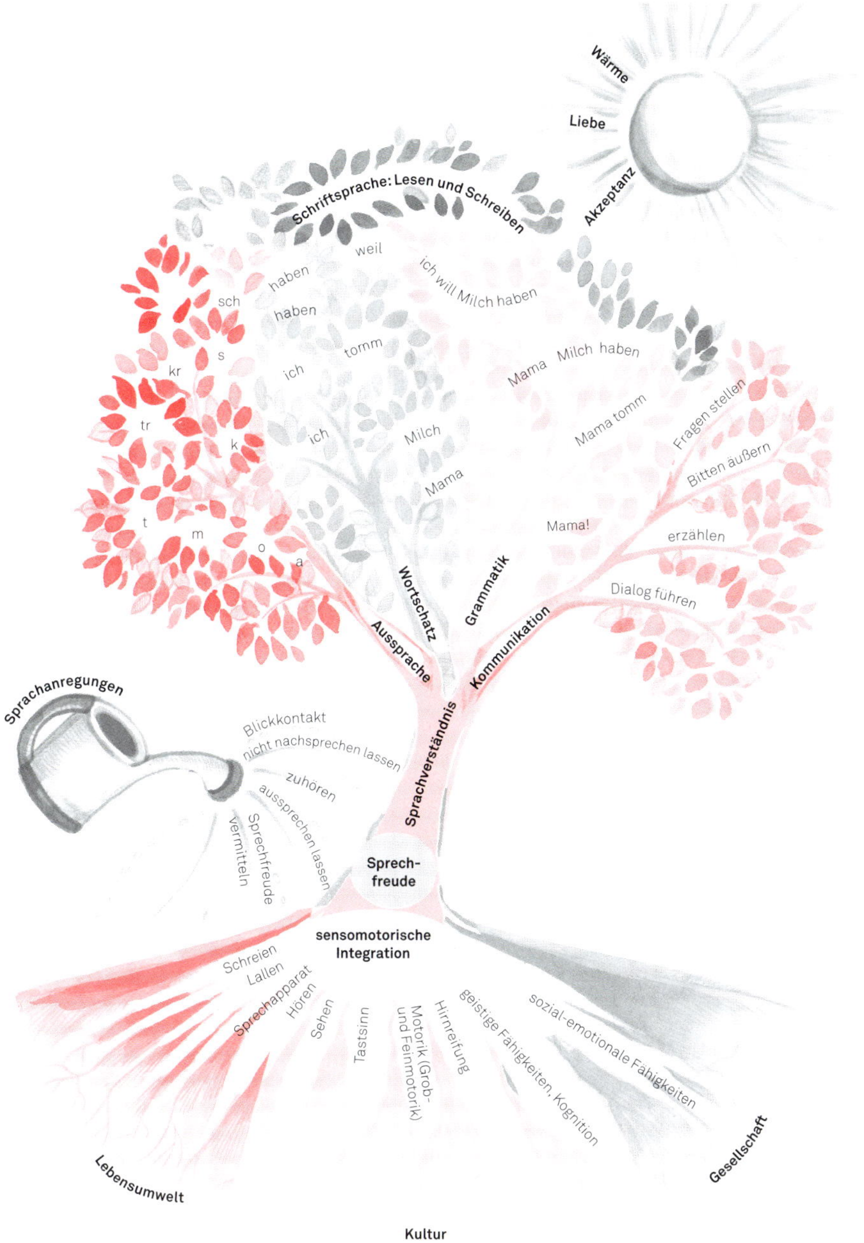

Abbildung 5-3: Der Sprachbaums nach Wendlandt (Wendlandt, 2017. Sprachstörungen im Kindesalter. © Thieme Stuttgart, mit freundlicher Genehmigung)

Der Stamm

Auf den so beschriebenen Wurzeln, die nach Wendlandt die grundlegenden Voraussetzungen für einen regelrechten Spracherwerb darstellen, fußt der Stamm des Baumes. Auf seinem „Grund" erfolgt die sensomotorische Integration der Wurzeln des Baumes, die Verknüpfung von Wahrnehmung und Handeln, die ihm Halt gibt.

Wichtige Bestandteile oder besser „Aufgaben" des Stammes sind die Entwicklung des Sprachverständnisses und der Sprechfreude. Die Fähigkeit, Sprache zu verstehen, ist eher vorhanden als die Fähigkeit, selbst zu sprechen. Das Sprachverständnis eilt sozusagen dem aktiven Sprechvermögen voraus.

Kinder versuchen von sich aus, Laute nachzuahmen, wiederholen, was sie hören, zeigen Sprechfreude. Diesen wichtigen Schritt zum Sprechenlernen gilt es zu unterstützen durch Aufgreifen der Sprechabsichten des Kindes – sei es durch das korrekte Sprechen von Wörtern, die das Kind durch Laute vorgibt („ham", „ham") oder durch das Herbeischaffen von Dingen (Ball), die das Kind benennt. Wie fruchtbar solche Unterstützungen (Sprachanregungen) durch Bezugspersonen sein können, symbolisiert im Bild des Sprachbaumes die Gießkanne. Wie Pflanzen das Wasser benötigen, brauchen Kinder für ihre Sprachentwicklung das Zuhören und den Blickkontakt ihres Gegenübers, das Aufgreifen ihrer Sprechabsichten.

Die Krone

Die Krone des Baumes gliedert sich im Ansatz der Krone unten in die Bereiche „Aussprache, Wortschatz, Grammatik und Kommunikation", die nebeneinander wachsen. Im oberen Bereich der Krone, ihrer Spitze, ist die „Schriftsprache: Lesen und Schreiben" angesiedelt.

Je weiter das Kind im Wachstum fortschreitet, um so differenzierter wird das Repertoire an Lauten und Lautverbindungen, die es sprechen kann, um so umfassender wird der Wortschatz, der zunächst nur Dinge in seiner unmittelbaren Umgebung/Reichweite erfasst, später dann auch solche, die sich außerhalb seiner Reichweite, Umgebung befinden und/oder auch abstrakt sind. Aus zunächst kurzen Wortaneinanderreihungen werden allmählich Sätze nach den Regeln unserer Grammatik und, was die Kommunikation betrifft, erlernt das Kind, dass es dafür Regeln gibt. „Es lernt, auf Fragen zu reagieren und Aufforderungen nachzukommen. Es lernt, selbst Fragen zu stellen (...). Das Kind erwirbt ein Handlungswissen darüber, dass Gespräche ein „Hin und Her" bedeuten, immer auf einem Wechsel der Sprecherrolle beruhen. (...) Das Kind spürt, dass es mit dem eigenen Sprechen Einfluss auf seine Welt gewinnt ..."

So, wie Pflanzen nicht ohne Sonne gedeihen können, ist auch das Wachstum des Baumes, hier die Entwicklung von Sprache, auf Sonne, auf zwischenmenschliche Wärme, Liebe und Akzeptanz, angewiesen.

Beispiel

„Klaus, 7 Monate, isst einen Keks. Was musste er alles tun, um an diese Schleckerei zu kommen? Er musste zwischen dem Geklappere seiner Bauklötze das Geräusch wahrnehmen, das der Keks beim Aufschlagen auf die Glasplatte gemacht hatte, musste seinen Kopf gezielt zum Glastisch drehen, an dem die Mutter mit vollen Händen gerade das Geschirr hinaustragen wollte, musste das braune runde Ding auf der Glasplatte als Keks erkennen, sich an diesen Keks als etwas ganz besonders Leckeres erinnern, sich auf Händen und Knien schnell zum Tisch umdrehen, dort hinkrabbeln, die Mutter anschauen, ihr Lächeln als Zustimmung für sein Vorhaben deuten, musste sich aufrichten, mit der linken Hand die Tischkante halten, den rechten Arm heben, ihn strecken, um mit der rechten Hand an den Keks zu kommen, musste, als er ihn nicht fassen konnte, die Körperstellung verändern, den Oberkörper noch weiter nach vorn neigen, die Augen genau auf den Keks fixieren, die Finger der rechten Hand öffnen, einschätzen, dass die Entfernung immer noch zu groß war, musste noch einmal ein Stück zu Seite ruckeln, sich dabei mit der linken Hand auf der Glasplatte abstützen, um sie dann wieder mit Haltegriff um die Tischkante zu legen, musste nun wieder die rechte Hand strecken, Daumen und Zeigefinger spreizen, musste wissen, wie die Kraft der Finger zu dosieren ist, dass der Keks nicht gleich durch zu viel Druck zerbröselt, andererseits aber auch nicht gleich wieder den Fingern entgleitet, musste den rechten Ellenbogen beugen, den Arm zum Mund bewegen, den Mund öffnen, die Hand mit dem Keks zum Mund bewegen, abbeißen, ohne dabei die Finger zu erwischen“ (Wendlandt, 2017, S. 26).

Aufgabe

Welche Voraussetzungen muss das Kind in dem vorangehenden Beispiel erfüllen, um an sein Ziel (Essen des Kekses) zu gelangen?

Orientieren Sie sich in Ihren Ausführungen an den vorangehend beschriebenen Entwicklungsvoraussetzungen (**Kap. 5.1.2**), gleichen Sie diese mit den Aktivitäten des Kindes ab!

5.1.3.1 Kognitive Voraussetzungen/Geistige Entwicklung

Es liegt auf der Hand, dass parallel zum Wachstum vorangehend beschriebener Fähigkeiten im biologisch anatomischen Bereich auch die Reifung des Gehirns beim Säugling voranschreitet – zugleich auch Bedingung dafür, dass die Entwicklungsprozesse stattfinden können. Für den Spracherwerb ist es unerlässlich, dass im Rahmen der kognitiven Entwicklung Abspeicherungen von (spielerischen) Erfahrungen (z.B. Gerüche, Stimmen, körperliche Berührungen und Gefühle) stattfinden, auf die das Kind später Zugriff hat, dass Erfahrungen mit neu Gelerntem verknüpft werden können. „Offenbar erhält der Spracherwerb Anregungen durch die kognitive Entwicklung, wie auch umgekehrt die kognitive Entwicklung der fortschreitenden sprachlichen Differenzierung wichtige Impulse verdankt" (Apeltauer, 2001, S. 5).

Bezogen auf den Spracherwerb kommen im Rahmen kognitiver Prozesse den Bereichen Aufmerksamkeit (sich einer Sache bewusst zuwenden, die Wahrnehmung gezielt ausrichten) und der auditiven Wahrnehmung (damit ist nicht das Hören, sondern die geistige Wahrnehmung von etwas gemeint) und Sprachbewusstheit (u.a. Unterscheidung von Sprachlauten wie b und p), besondere Bedeutung zu.

Dass es oben angesprochenen Zusammenhang zwischen kognitiven Prozessen/Fähigkeiten und der Entwicklung sprachlicher Fähigkeiten gibt, zeigt sich z.B. bei Kindern mit Down-Syndrom. Die nicht altersgemäße Entwicklung kognitiver Fähigkeiten bei Kindern mit Down-Syndrom, aber auch bei anderen Kindern mit geistigen oder Lern-Behinderungen, führt immer auch zu Beeinträchtigungen im sprachlichen Bereich (Wendlandt, 2017).

5.1.3.2 Sozial-emotionale und interaktive Voraussetzungen

Mit anderen zu sprechen heißt, mit ihnen in Kontakt zu treten, sich ihnen zuzuwenden, Beziehungen einzugehen. Oder auch anders formuliert: „Der Spracherwerb ... kann nur stattfinden, wenn eine Grundvoraussetzung gegeben ist: der Kontakt des Kindes zu anderen Menschen" (Kindergarten heute Spezial, 2003, S. 5).

In Abhängigkeit davon, welche Erfahrungen der Säugling/das Kleinkind macht bzw. bei seinen ersten Versuchen, mit seiner Umwelt, seinen Bezugspersonen über Laute, Bewegungen etc. zu kommunizieren, gemacht hat, gestaltet sich auch seine sozial-emotionale Entwicklung. Ein Kind, das Geborgenheit, liebevolle Zuwendung, die Erfüllung seiner Bedürfnisse erfährt, im Kontakt mit seinen Bezugspersonen Zärtlichkeit erlebt, positive Resonanz auf seine Lautäußerungen erhält, erlebt zwischenmenschliche Beziehungen positiv, entwickelt eine positive Grundhaltung zur Umwelt, zu seinen Mitmenschen – die Basis, von der aus es Interesse an sozialen Kontakten und Motivation zum Lernen entwickeln kann. Fehlen solche positiven Erfahrungen, kann dies zu Entwicklungsdefiziten führen – nicht nur in der Sprache. „Säuglinge mit fehlender oder unzureichender emotionaler Zuwendung sind nicht nur in der Sprachentwicklung, sondern in ihrer gesamten Entwicklung verzögert oder beeinträchtigt“ (Kindergarten heute Spezial, 2003, S. 5).

5.1.3.3 Sensorische/Sensomotorische Integration

Vorangehende Ausführungen werden deutlich gemacht haben, dass die hier aufgeführten Entwicklungen im biologisch-anatomischen Bereich (Gehirn, Stimme/Sprechapparat, Hören, Sehen), im Bereich der Motorik, der kognitiven und sozial-emotionalen Fähigkeiten in enger Beziehung zueinanderstehen. „Durch die Sensorische Integration werden verschiedene Wahrnehmungsbereiche miteinander in Verbindung gebracht. Die Sensorische Integration spielt eine zentrale Rolle in der gesamten Entwicklung des Kindes von Beginn an, weil das Kind seine Erfahrungen nutzt, um Neues zu lernen. Es entstehen neue Verknüpfungen im Nervengeflecht des Gehirnes, das Gehirn vergrößert seinen Erfahrungsspeicher. Mit diesem macht das Kind wiederum neue Erfahrungen, und so entsteht eine sich ständig erweiternde Spirale der Lernentwicklung. Dies betrifft sowohl das Lernen auf motorischer Ebene (daher der Begriff Sensomotorik) als auch die sprachliche, geistige und emotionale Entwicklung“ (Gesellschaft für Sensorische Integration, n. d.).

Für den Erwerb von Sprache ist die sensomotorische Integration also sowohl Voraussetzung als auch ein ständiger Begleitprozess (Wendlandt, 2017).

5.2 Ausnahmesituation Krankenhaus

Kompetenz nach PflAPrV

Kommunikation und Interaktion mit Kindern und Jugendlichen und ihren Bezugspersonen personen- und situationsbezogen gestalten und eine angemessene Information sicherstellen. (II. 1.b)

Die Absolventinnen und Absolventen …
gestalten kurz- und langfristige **professionelle Beziehungen mit Kindern, Jugendlichen und ihren Bezugspersonen**, die auch bei divergierenden Sichtweisen oder Zielsetzungen und schwer nachvollziehbaren Verhaltensweisen von Empathie, Wertschätzung, Achtsamkeit und Kongruenz gekennzeichnet sind (BMJ, 2018, S. 1602).

Auszug aus dem Roman „Blackbird“ von Matthias Brandt

Der 15-jährige Morten Schumacher, genannt Motte, freut sich auf die Turnierfahrt am Wochenende, an der auch sein bester Freund, Manfred Schnellstieg, genannt Bogi, teilnehmen will, als er einen Anruf bekommt von Bogis Vater:

„Ist was mit der Turnierfahrt?“ fragte ich. „Nein. Pass mal auf. Der Manfred, der äh, Bogi musste leider ins Krankenhaus. Der kann nicht mit.“ (...)

Wieso denn Krankenhaus? Der war doch gestern noch in der Schule gewesen. „Bis morgen“, hatten wir uns verabschiedet. Und heute war Samstag, wir sollten nachher zu dem Fußballturnier fahren. Ich verstand kein Wort.

„Bist du noch da?“, fragte Herr Schnellstieg.

„Ja.“

„Ja. Die, äh, haben da beim Manfred was gefunden, was sie jetzt mal untersuchen müssen. Weil, wenn das ... Deshalb ist der jetzt in der Klinik. Im Sankt Joseph.“

„Ah, Sankt Joseph“, wiederholte ich, als ob ich mit Krankenhäusern auskennen würde.

„Mhm ...“ räusperte sich Bogis Vater. „Petra! Kannst du mal kommen?“, rief er dann, „ich geb dir mal Manfreds Mutter, ja?“.

„Hallo, Motte?“ Jetzt war Bogis Mutter dran. Ich schluchzte. Wahnsinn, jetzt ging diese Flennerei wieder los. Passierte mir in letzter Zeit dauernd, ohne dass ich wusste, warum. Einfach so, ...

„Ja, pass auf, Motte, du musst wirklich nicht weinen. Der Manfred war doch gestern Nachmittag beim Arzt, wegen der Impfung. Und da hat man was gefunden, wo sie jetzt im Krankenhaus mal nachgucken wollen. Aber wahrscheinlich ist es gar nichts.“

Ich zog den Rotz hoch und sagte nichts. Frau Schnellstieg auch nicht. Wir atmeten eine Weile in unsere Telefonhörer. (...)

Dann weinte Bogis Mutter plötzlich auch, obwohl sie mir noch vor fünf Sekunden gesagt hatte, das müsse nicht sein. Ganz leise nur, aber ich merkte es. Wenn der andere nicht zeigen will, dass er heult, hört man das Schniefen erst recht.

Was denn jetzt? Wir heulten, und ich wusste noch nicht mal, weswegen genau. Die Ärzte sollten besser mal nachgucken, hatte sie gesagt. Aha. Irgendwann legte ich einfach auf.“ (Brandt, 2019, S. 9)

Vorangehender Romanauszug, die Beschreibung eines Telefonats zwischen einem Jungen und den Eltern seines Freundes, in dem der Junge erfährt, dass sein Freund in ein Krankenhaus gekommen ist, macht beispielhaft deutlich, wie ein (bevorstehender) Krankenhausaufenthalt die davon Betroffenen verunsichern, Ängste und Traurigkeit hervorrufen kann. Während erwachsene Menschen eher in der Lage sind, die Notwendigkeit eines Klinikaufenthaltes zu verstehen, anzunehmen, können Kinder nur bedingt oder auch gar nicht verstehen, warum sie von den Eltern getrennt werden. Für sie ist ein Krankenhausaufenthalt ein einschneidendes Erlebnis, was er aber auch für ihre Familien und die engeren Freunde sein kann. Die Unsicherheit, die die Diagnose, die Art, die Dauer und den Erfolg einer anstehenden Behandlung betrifft, kann zu einer Ausnahmesituation bei den Betroffenen und ihnen nahestehenden Personen führen. Für das Kind, den Jugendlichen sind die Furcht vor Schmerzen, vor unbekannten Therapien und einer neuen Umgebung genau so bedeutsam wie Ängste vor der Trennung von Vater, Mutter und den Geschwistern, von engen Freund*innen.

Wie einschneidend im Lebensverlauf eines Menschen, v. a. eines jungen Menschen Krankheit(en), Klinikaufenthalte sein können, wird noch besser nachvollziehbar, wenn man wissenschaftliche Erkenntnisse aufgreift, die die unterschiedlichsten Bedingungen der Entwicklung des einzelnen Menschen thematisieren, die diesem seine unverwechselbare Identität verleihen. „Entwicklung, sicher geprägt von genetischen Voraussetzungen, wie wir wissen, aber auch nachhaltig getragen von sehr spezifischen Einflüssen, denen jeder einzelne Mensch in allen Phasen seines Lebens – Kindheit, Jugend, Erwachsenenalter, Seniorenalter – ausgesetzt ist und die massiv auf ihn einwirken, seine Persönlichkeit maßgeblich bestimmen“ (Büker & Schumacher, 2021, S. 98).

Es sind mehrere Wissenschaften, die sich mit solchen „sehr spezifischen Einflüssen“ auf die Entwicklung des Menschen befassen, die aus ihrer jeweiligen Sicht unterschiedliche Antworten geben: Diese sind u. a. die Soziologie, die Pädagogik, die Psychologie. Aufgegriffen seien – mit Blick auf die Frage, welchen Einfluss Krankheiten und Klinikaufenthalte auf die Entwicklung von Kindern nehmen können – an dieser Stelle beispielhaft zwei Modelle, deren Autoren versuchen, die Lebenswelten von Kindern zu veranschaulichen.

5.2.1 Modelle kindlicher Lebenswelten

Modell nach Baacke

Dieter Baacke (1934–1999), Erziehungswissenschaftler, geht von der Vorstellung aus, dass – aufeinander folgend – verschiedene **Zonen** für den (heranwachsenden) Menschen von Bedeutung sind, dargestellt in **Abbildung 5-4**.

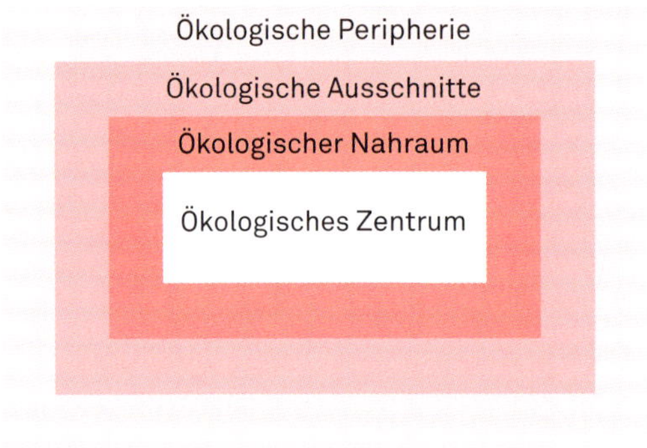

Abbildung 5-4: Ökologische Zonen (Eigendarstellung in Anlehnung an Baacke, 1984)

Es geht Baacke darum, „den Handlungs- und Erfahrungszusammenhang Heranwachsender (...) zu ordnen nach vier expandierenden Zonen, die der Heranwachsende in bestimmter Reihenfolge betritt“ (Deinet, 2005).

- „Das ökologische **Zentrum** ist die Familie, das ‚Zuhause‘: Der Ort, an dem sich das Kind/die Kinder und die wichtigsten und unmittelbarsten Bezugspersonen vorwiegend tagsüber und nachts aufhalten.
- Der ökologische **Nahraum** ist die, Nachbarschaft‘, der Stadtteil, das Viertel, die ‚Wohngegend‘, das ‚Dorf‘, Orte, an denen das Kind die ersten Außenbeziehungen aufnimmt, (...) in Läden einkaufen geht, in die Kirche zum Gottesdienst geht.
- Die ökologischen **Ausschnitte** sind die Orte, an denen der Umgang durch funktionsspezifische Aufgaben geregelt wird; das Kind muss hier lernen, bestimmten Rollenansprüchen gerecht zu werden und bestimmte Umgebungen nach ihren definierten Zwecken zu benutzen. Der wichtigste Ort dieser Art ist die Schule; dazu gehören aber auch der nahegelegene Betrieb, die Schwimmhalle, die Bank, die Läden ...
- Die Zone der ökologischen **Peripherie** ist die der gelegentlichen Kontakte, zusätzlicher, ungeplanter Begegnungen, ... Zu solchen nichtalltäglichen Sphären kann der Urlaub gehören, der an der See, in den Bergen, kurz: an einem sonst unvertrauten Ort mit anderen Regularien verbracht wird“ (Baacke, 1984, S. 84).

Modell nach Zeiher

Die Soziologin und Bildungsforscherin Helga Zeiher sieht die Lebenswelt von Kindern und Jugendlichen als eine Zusammensetzung von verschiedenen **Inseln**. „Der Lebensraum ist nicht ein Segment der realen räumlichen Welt, sondern besteht aus einzelnen separaten Stücken, die wie Inseln verstreut in einem größer gewordenen Gesamtraum liegen, der als ganzer unbekannt oder zumindest bedeutungslos ist" (Zeiher, 1983, S. 187).

Gemeinsamkeit der Modelle

So unterschiedlich die Darstellungen der Autoren dazu, welche Einflüsse das Leben, das Heranwachsen von Kindern wie bestimmen, auch sind, gemeinsam ist beiden, dass das Zuhause der Kinder (für diese) im Mittelpunkt steht. Das Zuhause ist das (ökologische) Zentrum für das Kind, der Schutzraum. Das Zuhause ist der Lebensmittelpunkt des Kindes, von hier aus sucht es die anderen Inseln auf (**Abb. 5-5**).

Muss das Kind, der Jugendliche – bedingt durch einen notwendig gewordenen Klinikaufenthalt – den Schutzraum, den Lebensmittelpunkt zwangsweise verlassen, kann dies zu Verunsicherungen, ggfs. auch zu Angststörungen und anderen psychischen Erkrankungen führen.

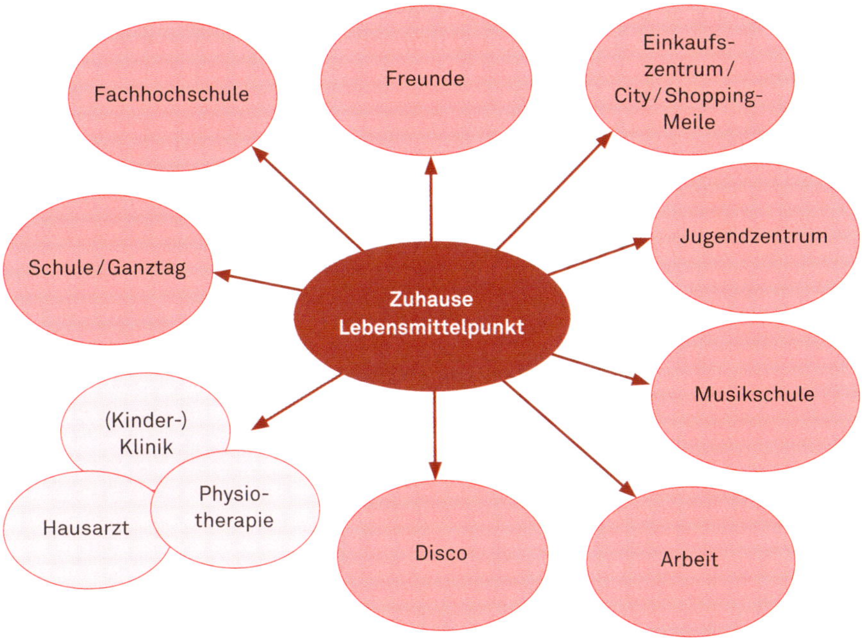

Abbildung 5-5: Modell der Lebenswelten: Das Zuhause bzw. das ökologische Zentrum ist der Schutzraum und Lebensmittelpunkt des Kindes (Eigendarstellung)

5.2.2 Die EACH-Charta/-Bewegung

> *„Schmerzhafte und stressige medizinische Behandlungen bedeuten eine erhebliche Belastung für kranke Kinder. Mit der Behandlung assoziierte Qualen haben sowohl lang als auch kurzfristig negative Folgen für das Befolgen von ärztlichen Anweisungen, das Vertrauen in medizinische Behandlungen und auch für die Eltern-Kind-Beziehung und das Vertrauen“* (Leroy, 2018, S. 13).

> *„Kinder erleben ein Krankenhaus oft sehr bedrohlich. Die Größe des Gebäudes, die als unübersichtlich empfundenen Wege zu den Stationen, die Betriebsamkeit des Personals und die von medizinischen Notwendigkeiten geprägte Atmosphäre rufen bei ihnen nicht selten Hilflosigkeit hervor. Dazu kommt mitunter ein von Sorge geprägtes Umfeld (Eltern und Angehörige), deren eigene Nervosität vom Kind aufgenommen und reflektiert wird. So kann ein ungünstiger Ausnahmezustand für alle Beteiligten entstehen …“* (Ehrentraut, 2018, S. 14)

1968 gründete sich in Deutschland das Aktionskomitee Kind im Krankenhaus (AKIK), um die Situation kranker Kinder und Jugendlicher sowie ihrer Eltern im Krankenhaus zu verändern. Es war zu dieser Zeit üblich, dass Eltern ihr krankes Kind im Krankenhaus abgeben mussten. Sie durften es bei Untersuchungen und Behandlungen nicht begleiten und mussten sich an Besuchszeiten halten oder konnten ihr Kind nur durch Glasscheiben sehen.

Zum 50-jährigen AKIK-Jubiläum lud der AKIK Bundesverband zum 15. EACH Kongress 2018 nach Frankfurt am Main ein. Unter dem Motto *„Für das Wohl kranker Kinder durch gelungene Kommunikation und schmerzfreie Behandlung“* (AKIK, 2018, S. 1) wurden hier Vorträge von nationalen und internationalen Wissenschaftler*innen gehalten, wie auch von den zitierten Dr. Leroy und Raimond Ehrentraut.

Die Bewegung „Kind im Krankenhaus“ ist nicht nur in Deutschland, sondern auch in vielen europäischen Ländern aktiv. Das **1. Europäische Treffen der „Kind im Krankenhaus“ – Initiativen** dieser Bewegung aus 12 Ländern fand 1988 in Leiden in den Niederlanden statt. Hier wurden in 10 Punkten in einer Charta, der **E**uropean **A**ssociation For **C**hildren In **H**ospital (EACH), auch Leiden-Charta genannt, die **Rechte aller Kinder zur bestmöglichen Behandlung** vor, während und nach einem Krankenhausaufenthalt formuliert. Im Zuge der Gründung des EACH Dachverbandes wurde 1993 die in Leiden verabschiedete Charta in EACH-Charta umbenannt.

Die EACH-CHARTA im Wortlaut von 1988

Kinder sollen nur dann in ein Krankenhaus aufgenommen werden, wenn die medizinische Behandlung, die sie benötigen, nicht ebenso gut zu Hause oder in einer Tagesklinik erfolgen kann.

1. Kinder im Krankenhaus haben das Recht, ihre Eltern oder eine andere Bezugsperson jederzeit bei sich zu haben.
2. Bei der Aufnahme eines Kindes ins Krankenhaus soll allen Eltern die Mitaufnahme angeboten werden, sie sollen ermutigt und es soll ihnen Hilfe angeboten werden, damit sie beim Kind bleiben können. Eltern dürfen daraus keine zusätzlichen Kosten entstehen.
3. Kinder haben wie ihre Eltern das Recht, ihrem Alter und ihrem Verständnis entsprechend informiert zu werden.
4. Kinder und Eltern haben das Recht, in alle Entscheidungen, die ihre gesundheitliche Entwicklung betreffen, einbezogen zu werden.
5. Kinder sollen gemeinsam mit anderen Kindern betreut werden, die von ihrer Entwicklung her ähnliche Bedürfnisse haben.
6. Kinder haben das Recht auf eine Umgebung, die ihrem Alter, ihrem Zustand entspricht und die ihnen umfangreiche Möglichkeiten zum Spielen, zur Erholung und Schulbildung gibt. Die Umgebung soll nach den Bedürfnissen der Kinder geplant und eingerichtet sein und über entsprechend geschultes Personal verfügen.
7. Kinder haben das Recht auf Betreuung durch Personal, das durch Ausbildung und Einfühlungsvermögen befähigt ist, auf die körperlichen, seelischen und entwicklungsbedingten Bedürfnisse von Kindern und ihren Familien einzugehen.
8. Kontinuität in der Pflege kranker Kinder soll durch ein möglichst kleines Team sichergestellt werden.
9. Kinder müssen mit Takt und Verständnis behandelt und ihre Intimsphäre muss jederzeit respektiert werden (AKIK, 2018).

5.2.3 Formen des stationären Aufenthaltes

Wie, in welchem Maße Kinder und Jugendliche und ihr Umfeld auf einen bevorstehenden Klinikaufenthalt reagieren können, ist (individuell) unterschiedlich und hängt sicher von unterschiedlichen Faktoren ab. Wesentlich ist als erstes, ob mit der Form der stationären Unterbringung ein Ort gewählt wird, der den spezifischen Bedürfnissen von erkrankten Kindern und Jugendlichen gerecht wird.

Die erste Anlaufstation für Kinder und Jugendliche ist bei Erkrankungen natürlich immer niedergelassene Fachärzt*innen für Kinder- und Jugendmedizin. Zu ihren Patient*innen gehören Neugeborene, Säuglinge, Kleinkinder, Kinder und Jugendliche, von Beginn bis zum Abschluss ihrer körperlichen Entwicklung. Ein Schwerpunkt der Arbeit von Kinderärzt*innen liegt in der Prävention und Vorsorge.

„Der Facharzt für Kinder- und Jugendmedizin befasst sich mit der Erkennung, Behandlung und Nachsorge aller körperlichen, psychischen und psychosomatischen Erkrankungen von Säuglingen, Kleinkindern, Kindern und Jugendlichen. Zu seinen Aufgaben gehören außerdem die Prävention und Rehabilitation entsprechender Krankheiten sowie die Therapie von Entwicklungsstörungen und Behinderungen seiner jungen Patienten. Hinzu kommen der medizinische Bereich vorgeburtlicher (pränataler) Erkrankungen, die Neugeborenenmedizin (Neonatologie) sowie das Fachgebiet Sozialpädiatrie.

Erkrankungen bei Kindern und Jugendlichen verlangen besondere, therapeutische Kenntnisse und Erfahrungen. Zudem sollte der Facharzt für Kinder- und Jugendmedizin, nicht zuletzt, ein Gespür für die Sorgen und den Umgang mit Eltern und Angehörigen haben“ (praktischArzt, n.d.).

Für den Fall, dass eine differenziertere Diagnose, eine Behandlung zwingend stationär erfolgen muss, dass eine Operation in Aussicht gestellt ist und/oder dass Spezialist*innen herangezogen werden müssen, muss ein **stationärer Aufenthalt des Kindes oder der Jugendlichen** erfolgen, nimmt der Facharzt/die Fachärztin eine entsprechende Überweisung vor. Dafür infrage kommen grundsätzlich:

- die Kinderstation (pädiatrische Abteilung) eines normalen Krankenhauses oder
- eine Kinder- und Jugendklinik/ein Kinderkrankenhaus.

Eine **Kinderstation** eines ‚normalen‘ Krankenhauses wird häufig nur von wenigen speziell ausgebildeten Kinderärzt*innen medizinisch betreut und ist in der Regel auch nicht auf eine Aufnahme einer größeren Anzahl von Patient*innen im Kindes- und Jugendalter eingerichtet.

Kinder- und Jugendkliniken dagegen beherbergen verschiedenste pädiatrische Fachrichtungen unter einem Dach. Stellvertretend für das gesamte Spektrum der Kinderkliniken in der Bundesrepublik dazu einmal das Beispiel der Vestischen Kinder- und Jugendklinik Datteln in NRW, die nach eigener Darstellung über folgende Fachabteilungen verfügt: Allgemeine Pädiatrie, Diabetologie, Endrokinologie, Ernährungsmedizin, Gastroenterologie, Kardiologie, Kinderneurochirurgie, Kinderradiologie, Kinderschutz, Neontologie, Neurologie, Notfallambulanz, Onkologie, Palliativmedizin, Phoniatrie, Psychiatrie, Psychosomatik, Pneumologie, Rheumatologie, Schlafmedizin, Sozialpädiatrie (Vestische Kinder- und Jugendklinik Datteln, n.d.).

Nicht immer allerdings gibt es in Kinderkliniken auch Plätze für Jugendliche. Dann liegt die Altersgrenze oft bei 13 Jahren, ansonsten bei ca. 18 Jahren. Im Fall der als Beispiel erwähnten und ausgewählten Vestischen Kinder- und Jugendklinik Datteln weist schon der Name darauf hin, dass hier auch Jugendliche als Patient*innen willkommen sind.

Was den Bereich der Psychiatrie betrifft, der in der Dattelner Klinik eine unter vielen Fachabteilungen ist, hier der Hinweis, dass es in den verschiedenen Bundesländern auch eigenständige kinder- und jugendpsychiatrische Kliniken, gibt.

5.2.4 Auswahlkriterien für eine Klinik

Für die Auswahl einer Klinik zum Zwecke eines stationären Aufenthaltes eines Kindes oder Jugendlichen ist das Vorhandensein bestimmter **Fachabteilungen** mit entsprechend ausgebildeten Spezialist*innen im medizinischen und im pflegerischen Bereich sicher eines der wichtigsten Kriterien.

Von großem Gewicht ist für die meisten Eltern aber auch, ob und in welchem Umfang für sie die **Gelegenheit** besteht, **bei ihrem Kind**, in seiner Nähe **sein zu können**, es begleiten und wenn möglich bei ihm übernachten zu können. Dies gilt insbesondere, wenn ihre Kinder im Alter bis zu fünf oder sechs Jahren sind, denn „Kinder unter fünf Jahren sind mental noch nicht imstande, einen Zusammenhang zwischen ihrer Erkrankung und der anstehenden Einweisung herzustellen" (Die Patientenplattform, n.d.). Eine Trennung von den Eltern ist für sie deshalb nicht nachvollziehbar und kann ihnen großen Kummer bereiten. Kann aber ein Elternteil bei ihnen sein, ihren Aufenthalt in der Klinik begleiten, ist für diese Kinder ein Krankenhausaufenthalt sicher leichter anzunehmen.

Ein anderes Kriterium, das die Auswahl einer Klinik mit beeinflussen kann, sind die **Architektur einer Klinik, die Gestaltung der Räumlichkeiten**.

Wie schon ausgeführt (**Kap. 4**), hat die Wahrnehmung der räumlichen Umgebung Einfluss auf unser Befinden, können Räume zu Stressoren werden, aber umgekehrt auch positiv zum Heilungsprozess beitragen, wenn sie entsprechend gestaltet sind. Dazu nachfolgend das Pilotprojekt der Kinderklinik Augsburg.

5.2.5 Raumgestaltung der Kinderklinik Augsburg

Vergleichbare Erkenntnisse finden sich auf der Webseite der Kinderklinik Augsburg, die in den Jahren 2015 bis 2018 das Pilotprojekt „Heilungsfördernde Innengestaltung der Kinderklinik Augsburg“ durchgeführt hat. Die dem Projekt zugrunde liegende Erkenntnis wird auf der Webseite von den Initiatoren wie folgt formuliert: „Die ‚Ressource Mensch‘ gehört zum Wertvollsten, was zu einer künftigen Gestaltung der Welt beitragen kann. Ausgerechnet in Krisensituationen, die Krankenhausaufenthalte ja immer bedeuten, bleibt der Mensch in seinen seelischen Aspekten meist auf der Strecke. Erst langsam wächst ein Bewusstsein, dass Heilräume auch in atmosphärischer Hinsicht menschlich auszustatten sind, um gesund zu machen. Das Projekt arbeitet genau an dieser Stelle einer zukunftsgerichteten Nachhaltigkeit des Menschlichen und Sozialen zu.“ (...) (Stiegele, 2018).

Die gestalterische Aufgabe sahen nach eigener Aussage die mit dem Projekt Beauftragten darin, „eine Umgebung von hoher ästhetischer Qualität zu schaffen, die zur Gesundung der Patienten wie auch zur Stressreduktion der im Haus Arbeitenden beiträgt“ (Stiegele, 2018).

Grundkonzept – Auszüge

„(...) Wichtigster Leitfaden des Grundentwurfes: Die Formenwelt der Kinder bestimmt die Gestaltung ‚ihres‘ Krankenhauses. Durch eine ihnen vertraute Ästhetik fühlen sie sich in der Ausnahmesituation etwas geborgener. Zwei Hauptelemente prägen somit das Konzept: Originale Kinderzeichnungen und zweidimensionale Baukastenformen. Sämtliche Zeichnungen auf den Korridoren und im Treppenhaus stammen von Kindern im Alter von 4 bis 13 Jahren. Sie wurden lediglich technisch bearbeitet, extrem vergrößert, auf Folie aufgeplottet und direkt oder in Schablonentechnik auf die Wände aufgebracht. Die Baukastenformen – den Kindern ein vertrautes Medium – bestehen hier aus flachen, auf die Wände applizierten Holzelementen. (...). Aus der Anordnung einiger Elemente ergeben sich konkrete Spiele, die auf der Station gespielt werden können (...).

Auch die Orientierung der Kinder innerhalb der Stationen und im Haus sollte erleichtert werden. Das Leitsystem der Erwachsenen setzt Lesekompetenz voraus, (...) Den Türen auf den Korridoren wurden also leicht wiedererkennbare Formen zugeordnet. Im Treppenhaus entstand ein eigenes Leitsystem für Kinder, das ihnen hilft, ihr Stockwerk wieder zu finden. (...)

Auf der Pädiatriestation entstanden im Besonderen noch Wandbilder von jugendlichen Klinikpatienten direkt auf den Wänden der Korridore ...“ (Stiegele, 2018)

In den **Abbildungen 5-6** bis **5-9** sind Beispiele von Zeichnungen dargestellt, die von den Kindern entworfen bzw. angefertigt wurden (eine Leiter, ein Herz, ein Flugzeug, ein Schiff). Die **Abbildungen 5-10** und **5-11** (eine Rakete/ein Astronaut, ein Vogel) stellen Beispiele dar, wie Türen auf den Korridoren leicht wiedererkennbare Formen zugeordnet wurden.

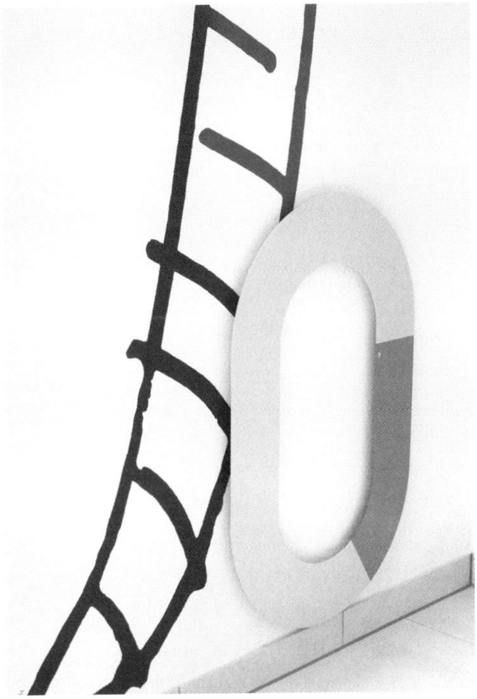

Abbildung 5-6:
Kinderzeichnung Leiter (Stiegele, 2018)

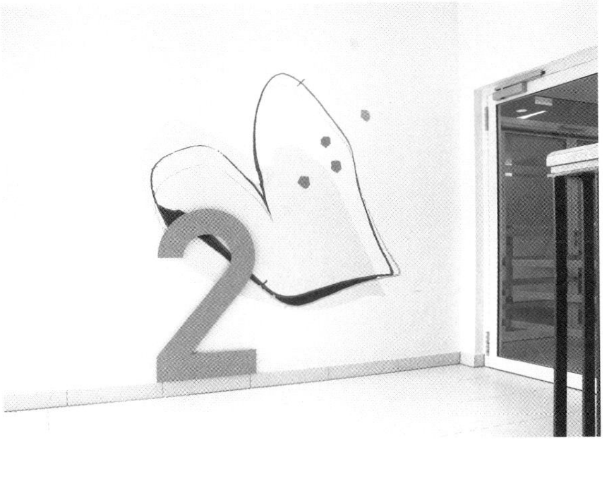

Abbildung 5-7:
Kinderzeichnung Herz (Stiegele, 2018)

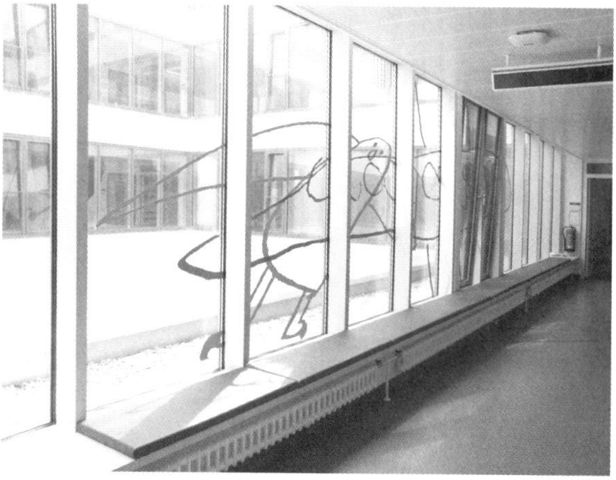

Abbildung 5-8: Kinderzeichnung Flugzeug (Stiegele, 2018)

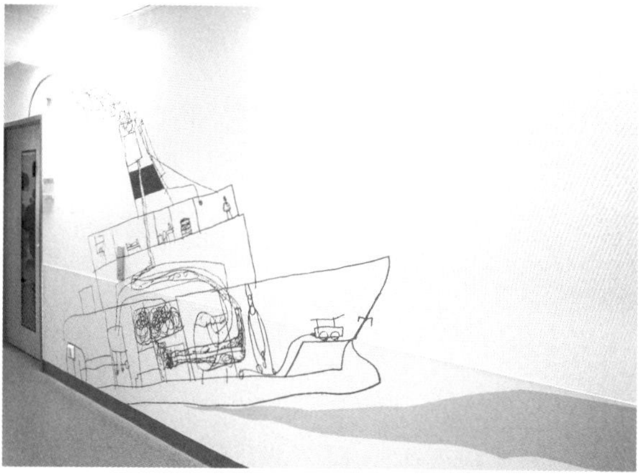

Abbildung 5-9: Kinderzeichnung Schiff (Stiegele, 2018)

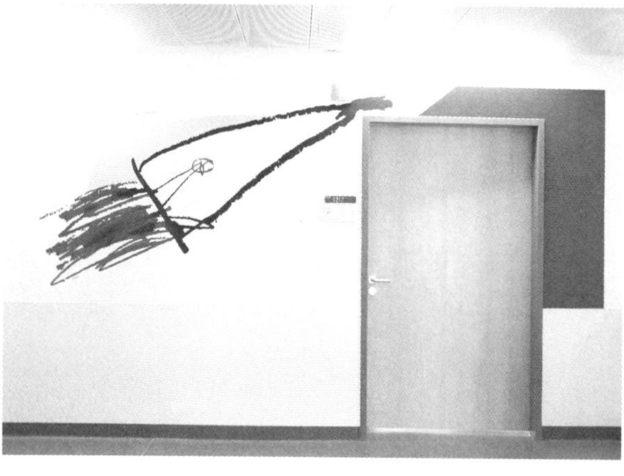

Abbildung 5-10: Kinderzeichnung Rakete an dem Türrahmen (Stiegele, 2018)

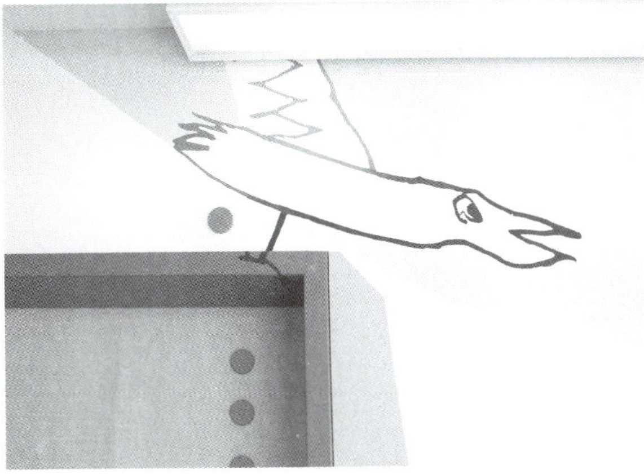

Abbildung 5-11:
Kinderzeichnung Vogel über dem Türrahmen (Stiegele, 2018)

„Healing Design für eine Kinderklinik, eine Mikro-Revolution

Stellen Sie sich vor, sie nähern sich, mit oder ohne Kind und vielleicht etwas beklommen vor dem, was Sie erwartet, dem Kinderhospital Ihrer Stadt.

Im Inneren des Hauses eröffnet sich eine überraschend poetische Welt. Auf allen Korridoren begegnen Ihnen Farben, Formen, Linien, Zeichnungen: Eine Sonne mit eigenwilligen Strahlen weist Ihnen den Weg zur Station, am Fenster fliegt ein Flugzeug mit einem Riesenvogel um die Wette, dort zischt eine bunte Rakete vorbei, man kann den Astronauten erkennen. Weiter hinten tutet behäbig ein Ozeanriese, die See ist ruhig. Ein Hüpfspiel wurde in den zu ordentlichen Boden eingelassen, Holzstiefel leuchten rot neben einem Türrahmen. Vor dem Fenster zum Innenhof gleiten Fische vorbeieine dicke Scholle hat sich verschwommen und sucht den Ausgang. Die Ente an der Decke fliegt verkehrt herum, aber es macht nichts. Dort fällt ein Schwarm bunter Konfetti über eine ganze Wand her, die hölzerne Stationsmaus findet ausgerechnet hier ihr zweites Auge wieder. Der blaue Baum mit den reifen Äpfeln hat ein paar fallen lassen, gerade tritt der Putzmann darauf. Über einem Türrahmen kräht ausgelassen ein Vogel und lässt bunte Käckerchen fallen. Die Stationsschwestermerkt es nicht. Ein Sechsjähriger benutzt den Holzkreis an der Wand als Lenkrad und steuert damit heimlich die ganze Klinik.

Diese Welt existiert mitten zwischen den harten medizinischen Fakten. Sie will nichts verharmlosen oder überdecken, sie will so viel wie möglich Freude machen und Ablenkung schaffen vom vielleicht schwer Erträglichen, vom Schmerz. ..."

(Stiegele, 2020, S. 330)

Das Resümee der Verantwortlichen lautet schließlich: „Die Kinderpatienten waren von Anfang an begeistert, ihre Angst vor der Hürde Krankenhaus konnte spürbar gemildert werden. Auch von den Eltern kam viel wohlwollende Resonanz und das Klinikpersonal hat sich ebenfalls positiv über die deutlich verbesserte Arbeitsatmosphäre geäußert" (Stiegele, 2018).

Recherchen ergeben, dass mit fachlichen Überlegungen geschaffene Gebäude/Räume für kranke Menschen, für Kinder und Jugendliche ebenso wie für Erwachsene, neben den Therapien eine bedeutende Rolle für den Genesungsprozess von körperlich oder psychisch Kranken spielen.

Für den Bereich psychiatrischer Kliniken für Kinder und Jugendliche z. B. formulierten Wissenschaftler verschiedener Disziplinen der Universität Witten/Herdecke die folgenden Bestandteile der baulichen Gestaltung von Kinder- und Jugendpsychiatrien, die aber sicher ganz oder in Teilen auch für Kliniken Geltung haben können:

- „Der Empfangsbereich sollte mit Tageslicht, warmen Farben und natürlichen Materialien wie Holz gestaltet sein, um Patienten willkommen zu heißen, ihnen einen positiven ersten Eindruck zu vermitteln und ihnen das Gefühl zu geben, angenommen zu werden.
- Altersgerechte Orientierungshilfen in Form von Farben und Symbolen auf dem Boden und an den Wänden helfen den Patienten, sich von Anfang an zurechtzufinden und selbstständig in der Station unterwegs zu sein.
- Die Räumlichkeiten sollten so gestaltet sein, dass sich Patienten einerseits zurückziehen können und andererseits sozialer Austausch stattfinden kann. Die Patienten sollten die Gelegenheit haben, ihr persönliches Umfeld mitzugestalten und sich anzueignen, etwa durch Fotos oder Zeichnungen.
- Ein bestimmter Raum oder Bereich sollte für kreatives Tun freigehalten werden.
- Der Außenbereich sollte einen einfachen und sicheren Zugang zur Natur und den Kontakt mit Sonne, Wind und Pflanzen ermöglichen.
- Tageslicht ebenso wie der Schutz vor UV-Strahlung und Blendung sollten ausreichend verfügbar und auf die Patienten abgestimmt sein.
- Um den Bewegungsbedürfnissen der jungen Patienten gerecht zu werden, sollten Innen- und Außenbereiche zur Verfügung stehen, in denen sie ungefährdet rennen, toben oder klettern können" (Sonnenmoser, 2019, S. 358).

Gütesiegel „Ausgezeichnet für Kinder"

Eine sehr gute Möglichkeit, sich ein Bild von Kinder- und Jugendkliniken zu machen, sich über ihre Angebote (z. B. Übernachtungsmöglichkeiten für Begleitpersonen, die Fachabteilungen – wie ausgeführt), über Qualitätsmerkmale zu informieren, bietet auch das Gütesiegel „Ausgezeichnet für Kinder".

Dieses Siegel bekommen Kinder- und Jugendkliniken bzw. Stationen/Abteilungen für Kinder- und Jugendmedizin/Kinderchirurgie auf Antrag, wenn sie vorgegebene Kriterien/Mindestanforderungen erfüllen. Um „die Qualität der stationären Behandlung von Kindern und Jugendlichen in Deutschland zu erhalten und möglichst noch weiter zu verbessern" (Ausgezeichnet. Für Kinder, 2020) haben:

- die Gesellschaft der Kinderkrankenhäuser und Kinderabteilungen in Deutschland e. V. (GKinD)
- die Bundesarbeitsgemeinschaft für Kind und Krankenhaus (BuKuK)
- die Deutsche Akademie für Kinder- und Jugendmedizin e. V. (DAKJ), die einen ihrer Sitze in der Bewertungskommission an AKIK delegiert hat und
- die Deutsche Gesellschaft für Kinderchirurgie (DGKCH)

das Gütesiegel entwickelt. Auf der Basis eines von einer Bewertungskommission gestalteten Grundlagenpapiers aus dem Jahr 2007 wurden 2009 erstmalig Kliniken mit dem Gütesiegel „Ausgezeichnet. Für Kinder" ausgezeichnet. Diese Auszeichnung ist für zwei Jahre gültig. Mit der regelmäßigen Neubewertung sollen weitere Verbesserungen in der stationären Versorgung, der „Strukturqualität" erreicht werden.

Vorgaben: „Die Kliniken müssen ausnahmslos alle Standards für die multiprofessionelle und interdisziplinäre Versorgung erfüllen. Dies umfasst eine kontinuierliche kinderärztliche bzw. kinderchirurgische Besetzung, Gesundheits- und Kinderkrankenpfleger(-innen) sowie speziell für Kinder qualifizierte Teams aus dem pädagogischen und medizinisch-therapeutischen Bereich.

Die ausgezeichneten Kliniken müssen zeigen, dass sie nicht nur eine gute Basisversorgung anbieten, sondern auch Netzwerke aufgebaut haben, die eine gute Versorgung von Kindern und Jugendlichen mit seltenen und schwerwiegenden Krankheitsbildern sicherstellen.

Auch eine kinder- und familienorientierte Ausrichtung ist Bedingung für die Zertifikatvergabe. Dies zeigt sich an Besuchsregelungen und dem Angebot einer kostenlosen Mitaufnahme eines Elternteils bei Säuglingen und Kleinkindern.

Sämtliche Punkte der EACH-Charta (Charta für Kinder im Krankenhaus der European Association für Children in Hospital), wie zum Beispiel räumliche Gestaltung oder Sicherheitskriterien, müssen erfüllt werden.

(...) **Einen hohen Stellenwert hat auch die kostenfreie Mitaufnahme von Angehörigen, die die Kliniken bei Kindern im Vorschulalter gewährleisten müssen.**" (Hervorhebung durch d. Verfasserin) (Ausgezeichnet. Für Kinder, 2020)

Ein Resümee der Künstlerischen Leitung des Projektes „Innengestaltung der Kinderklinik Augsburg", Juliane Stiegele

„Eine für die Psyche des Menschen heilungsfördernde Umgebung bleibt (...) in den meisten Krankenhäusern unseres Landes immer noch Wunschvorstellung, inmitten einer hochentwickelten Ausstattung für die physische Heilung. Erst langsam wächst ein Bewusstsein dafür, dass Heilräume auch in atmosphärischer Hinsicht zur Gesundung beitragen müssen, und zwar, koste es, was es wolle'. Ein breiter gesellschaftlicher Diskurs steht hier an.

Es ist ein schwer verständliches Paradox, dass wir gegenwärtig von Designläden überflutet werden wie nie zuvor, dass wir unsere privaten, öffentlichen und kommerziell definierten Räume mit immensem Aufwand immer wieder neu gestalterisch aufrüsten, und ausgerechnet dann, wenn es uns schlecht geht, kommen wir in Räume, in denen privat so niemand freiwillig wohnen würde. Räume, die uns durch ihre Nüchternheit und Unterkühlung noch zusätzlich Kraft abverlangen. Wie kann es sein, dass der Gestaltungswille ausgerechnet an den Türen der Krankenhäuser zum Erliegen kommt? Welches Tabu müssen wir da bearbeiten?

Hier zeigen sich wohl auch die Auswirkungen des Effizienzdenkens im Gesundheitswesen, das den Menschen in seinen Einzelbestandteilen möglichst schnell und kostengünstig reparieren soll, damit er wieder, funktional intakt, den gesellschaftlichen Abläufen zur Verfügung steht" (Stiegele, 2018, S. 337).

Aufgabe

Die künstlerische Leitung der Innengestaltung der Kinderklinik Augsburg, Juliane Stiegele, bringt in vorstehendem Text ihre kritische Sichtweise der Gestaltung vieler Kliniken in unserem Land zum Ausdruck.

1. Fassen Sie die von Juliane Stiegele vertretene Kritik mit eigenen Worten zusammen!
2. Schauen Sie sich doch einmal in der Klinik, der Station in der Klinik, in der Sie tätig sind, um. Was fällt Ihnen hier bezüglich der Gestaltung auf?
3. Welche Verbesserungsvorschläge hätten Sie? Welche Wirkung erhoffen Sie sich von diesen?

Teil III

Kommunikation mit alten Menschen

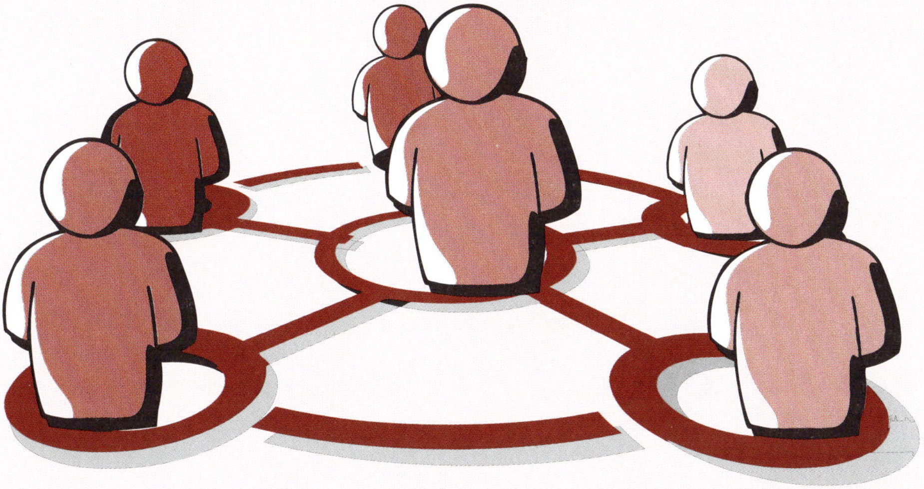

6 Alte Menschen

Kompetenz nach PflAPrV

Kommunikation und Beratung personen- und situationsorientiert gestalten (II. 1.a)

Die Absolventinnen und Absolventen ...
machen sich eigene **Deutungs- und Handlungsmuster in der pflegerischen Interaktion mit alten Menschen und ihren Bezugspersonen** und mit ihren unterschiedlichen, insbesondere kulturellen und sozialen Hintergründen bewusst und reflektieren sie (BMJ, 2018, S. 1607).

Die Verweildauer alter Menschen in Pflegeeinrichtungen beträgt vom Eintritt bis zum Tod ca. zweieinhalb Jahre. Der Unterschied zwischen Frauen und Männern ist deutlich. Während Frauen ca. 35 Monate in der Einrichtung leben, sind es bei Männern nur 18 Monate (Techtmann, 2015). Pflegefachkräfte in Einrichtungen der Altenhilfe begleiten Frauen also fast drei Jahre, Männer aber immerhin auch eineinhalb Jahre in deren Leben. Im Vergleich dazu: Im Jahr 2019 betrug die durchschnittliche Aufenthaltsdauer in Kliniken 7,2 Tage (Statista, 2002). Es wird deutlich, dass in Pflegeheimen die Menschen sehr viel längere Zeiträume verbringen. Besser ist es von Lebensphasen zu sprechen, Lebensphasen, in denen auch Beziehungen entwickelt werden. Beziehungen, in denen auch zwischen Bewohner*innen und Mitarbeiter*innen kommuniziert wird. Die Qualität der Kommunikation hängt wesentlich davon ab, was für ein Bild die Pflegekräfte vom Alter haben. Von daher sollte die Frage nach unserer Vorstellung vom ‚Alter' differenziert beantwortet werden, da in der Beantwortung dieser Frage die Grundlage für die Begegnung liegt.

Was bedeutet es, alt zu sein? Was meinen wir, wenn wir von alten Menschen sprechen? Auch wenn das Defizit-Modell vom ‚Alter' wissenschaftlich längst überholt ist, herrscht in der Gesellschaft oft noch ein Bild vor, das Altwerden und Altsein unmittelbar in einen Zusammenhang mit Abbau und Mangel (= Defizit) stellt und geprägt ist von der Vorstellung, dass körperliche und geistige Fähigkeiten unwiderruflich abnehmen. Unsere gedanklichen Konstruktionen vom Alter bestimmen unweigerlich auch den Umgang und unsere Kommunikation mit dem alten Menschen. Habe ich ein Bild von meinem Gegenüber, das von Krankheit und Verfall geprägt ist, werde ich ihm anders begegnen, als wenn ich die Vorstellung habe, einen körperlich fitten und geistig regen Menschen anzutreffen. Betrachte ich „Alter" als defizitäre Erscheinung, werde ich dazu tendieren, dem alten Menschen wenig zuzutrauen. Nehme ich aber denkbare gesundheitliche Einschränkungen gar nicht wahr, kann es sein, dass ich den alten Menschen überfordere.

Es ist also eine differenzierte Herangehensweise erforderlich, um jedem alten Menschen in seiner Individualität gerecht zu werden, ihm angemessen begegnen zu können. Es gibt viele Modelle zur Erfassung von Lebenssituationen (Büker & Schumacher, 2021). Folgendes ganzheitliche Modell zur Bestimmung der Situation alter Menschen ist *eine* Möglichkeit, Menschen in ihren Lebenssituationen zu beschreiben, um ihnen kommunikativ und interaktiv gerecht zu werden (Büker, 1995).

Als erstes ist es wichtig, die Lebenszusammenhänge zu erfassen, in denen die Person sich bewegt:

- Wo ist ihr/sein unmittelbarer Lebens- und Schutzraum, die Zone der Intimität, der Vertrautheit zu finden? Familie, stationäre Altenhilfe, betreutes Wohnen?
- Bestehen noch Außenkontakte in der Freizeit? Gibt es Möglichkeiten, Cafés, ein Kino, eine Altentagesstätte aufzusuchen, sich im Stadtteil aufzuhalten?
- Bestehen noch Außenkontakte mit Funktionen? Werden noch Aufgaben in Vereinen, in der Familie (Babysitter) übernommen?
- Gibt es noch herausgehobene Besonderheiten im Leben? Werden besondere kulturelle Veranstaltungen, Sportveranstaltungen besucht? Finden noch Urlaubsreisen statt?

Diese vier Lebenszusammenhänge (auch ökologische Zonen genannt) stehen in einem Zusammenhang mit folgenden Rahmenbedingungen:

- **Integration:** Gibt es vor Ort Vereine, Klubs, Altentagesstätten, offene Cafés, die von alten Menschen genutzt werden können? Wie ist die Infrastruktur? Gibt es einen erreichbaren ÖPNV? Gibt es im öffentlichen Raum Begegnungs- und Aufenthaltsmöglichkeiten, Parks oder Grünzonen mit Sitzgelegenheiten? Gibt es öffentlich zugängliche Toiletten?

- **Sozioökonomische Situation:** Wie ist die Einkommenssituation? Hat der alte Mensch eine hohe Pension, eine kleine Rente oder ist er auf Transferleistungen aus dem Sozialsystem angewiesen?
- **Gesundheit:** Liegen gesundheitliche Beeinträchtigungen vor? Ist mein Gegenüber noch völlig fit, kann der ältere Mensch sich aktiv am gesellschaftlichen Leben beteiligen oder ist seine Teilnahme z.B. durch eine Hörschwäche, eine Gehbehinderung oder eine beginnende Demenz beeinträchtigt?
- **Biografie:** Wie war die bisherige Lebensgeschichte? Hat der ältere Mensch allein gelebt oder hat er Familie und Kinder, die ihn auch heute noch im Pflegeheim besuchen? Welchen Schul- und Berufsabschluss hat er, welche Interessen und Hobbies haben ihn im Leben begleitet und sind auch heute noch von Bedeutung?
- **Selbstwahrnehmung:** Wie sieht sich der alte Mensch selbst, wie nimmt er sich wahr? Wie wird die eigene Lebensgeschichte aus der eigenen Perspektive konstruiert?

Beispiel 1

Grete Mersmann, 77 Jahre, lebt seit drei Jahren in einem Pflegeheim (= unmittelbarer Lebensraum). Sie war verheiratet, ihr Mann ist vor fünf Jahren gestorben. Ihre Tochter Margot wohnt mit ihrer Familie 50 Kilometer entfernt. Frau Mersmann hat bis zur Rente als Einzelhandelskauffrau gearbeitet. Sie hat nach ihrer Arbeit immer gerne Handarbeiten gemacht (= biografische Aspekte).

Seitdem sie sich einen Oberschenkelhalsbruch zugezogen hat, ist sie auf den Rollator angewiesen, sonst ist sie aber noch fit (= Gesundheit). Die meiste Zeit verbringt sie in ihrem Zimmer. Wenn ihre Tochter sie besucht, gehen sie mal ins Café um die Ecke, zu Weihnachten wird sie abgeholt und verbringt den ersten Weihnachtstag bei der Tochter (= Außenkontakte, herausgehobene Besonderheiten). Insgesamt ist sie mit ihrem Leben zufrieden, sie stöhnt nicht, im Gegenteil, häufig sagt sie: „Mir geht's gut, werde hier gut versorgt. Ich bin zufrieden." Die Witwenrente und ihre eigenen Altersbezüge werden für das Pflegeheim aufgebraucht. Sie bekommt monatlich den üblichen Barbetrag für Erwachsene (= sozioökonomische Situation).

Beispiel 2

Karl Bernhaus, 93 Jahre, lebt seit einem halben Jahr im Pflegeheim (= unmittelbarer Lebensraum). Er ist bettlägerig, hat im Endstadium Krebs und ist dement. Er schläft viel, das Essen wird ihm püriert gereicht, da er Probleme beim Schlucken hat. Um die Schmerzen zu reduzieren, wird er von einer hausärztlichen Praxis palliativ begleitet (= Gesundheit).

Seine Frau lebt im gleichen Pflegeheim in einem eigenen Zimmer. Sie ist noch bei relativ guter Gesundheit, sodass sie ihren Mann täglich besuchen kann.

Herr Bernhaus hat keine Möglichkeit mehr, sein Zimmer zu verlassen (= Außenkontakte). Auch der Weg zur Sonntagsmesse in der Kapelle des Pflegeheimes ist für ihn nicht mehr möglich. Er kann die Messe lediglich am Fernsehen über den Hauskanal verfolgen, was für ihn aber wichtig ist und ihm Freude bereitet, auch wenn er nicht mehr alles einordnen und verstehen kann. Auch die täglichen Besuche seiner Frau geben ihm Kraft und stärken ihn in seinem Lebenswillen (= herausgehobene Besonderheiten). In den wachen Phasen spricht er gerne über seine Zeit als Lehrer in einer Grundschule. Das Ehepaar Bernhaus ist kinderlos (= biografische Aspekte).

In der Gegenüberstellung der beiden Beispiele werden die unterschiedlichen Lebenssituationen von Grete Mersmann und Karl Bernhaus deutlich. Zwar befinden sich beide in der stationären Altenpflege, ihre konkreten Lebenssituationen unterscheiden sich aber deutlich. Damit einher gehen auch völlig unterschiedliche Kommunikationsvoraussetzungen für das Pflegepersonal. Während Frau Mersmann leichte gesundheitliche Einschränkungen hat, aber insgesamt noch mobil ist, noch Freizeitaktivitäten stattfinden und sie Lebenszufriedenheit vermittelt, ist Herr Bernhaus in der Endphase seines Lebens. Sein Lebensraum ist auf das Zimmer begrenzt, lediglich die Sonntagsmesse und die Besuche seiner Frau stellen Abwechslungen dar. Mögliche Gesprächssituationen, Gesprächsanlässe unterscheiden sich zwischen den beiden deutlich.

Es ließen sich weitere Beispiele anführen, die die Unterschiedlichkeit von Lebenssituationen im Alter deutlich machen würden. Für eine zielgerichtete Kommunikation ist es wichtig, sich in die Situation der Bewohner*innen hineinzuversetzen: Wie ist die Lebenslage meines Gegenübers? Was mag sie, was mag ihn bewegen, wie spreche ich sie/ihn an?

Neben diesem Anspruch an eine individualisierte Begleitung werden folgende Themen bearbeitet, mit denen Fachkräfte in den Einrichtungen immer wieder konfrontiert werden: Das Gespräch zwischendurch, die Tür- und Angelgespräche (**Kap. 6.1**), Kommunikation unter den Vorzeichen von Demenz (**Kap. 6.2**), Trauer und Abschied als Gesprächsgegenstand (**Kap. 6.4**). Darüber hinaus sollen die Möglichkeiten zielgerichteter Kommunikation im Rahmen eines Erzählkreises aufgezeigt werden (**Kap. 6.3**).

Aufgabe

Gehen Sie in Gedanken die Bewohner Ihrer Station durch und wählen Sie eine Person aus, die Sie anhand der Kriterien Integration – Sozioökonomische Situation – Biografie – Selbstwahrnehmung beschreiben.

Welche Voraussetzungen für Kommunikation stellen Sie fest?

6.1 Tür- und Angelgespräche

Kompetenz nach PflAPrV

Kommunikation und Beratung personen- und situationsorientiert gestalten (II. 1.c)

Die Absolventinnen und Absolventen ...
nutzen Empathie, Wertschätzung, Akzeptanz und Kongruenz für eine professionelle Beziehungsgestaltung und Kommunikation mit alten Menschen (BMJ, 2018, S. 1607).

Kompetenz nach PflAPrV

Kommunikation und Beratung personen- und situationsorientiert gestalten (II. 1.f)

Die Absolventinnen und Absolventen ...
sind in der Lage, Konflikte wahrzunehmen, angemessen darauf zu reagieren und Konfliktgespräche zu führen unter Hinzuziehung von Angeboten der eigenen professionellen Kommunikation (BMJ, 2018, S. 1608).

Sie betreten als Fachkraft das Zimmer einer Bewohnerin, um die für die Woche gestellten Medikamente zu bringen. Die Bewohnerin sitzt in ihrem eigenen Sessel und betrachtet ein Familienfoto (**Abb. 6-1**). Das Ihnen bekannte Zimmer macht durch die Gestaltung – Sessel, Gardine, Blumen – einen gemütlichen Eindruck.

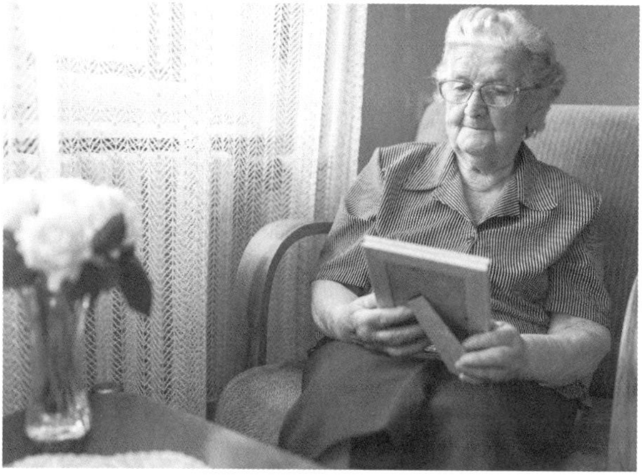

Abbildung 6-1: Eine Seniorin betrachtet ein Familienfoto (Getty Images/Dobrila Vignjevic)

Wie stellt sich diese Situation kommunikativ dar? Sicher werden Sie auf ihr Anliegen – „Ich bringe Ihnen die Tabletten für die Woche vorbei." – aufmerksam machen. Was aber bietet sich an kurzem Gespräch darüber hinaus an? Wie können die ein oder zwei Minuten angemessen gefüllt werden? Sicher sind Standardfragen „Wie geht es Ihnen heute?", „Gut geschlafen?" sinnvoll. Auch ein Blick auf das Wetter – „Endlich mal wieder Sonne", „Das ist ja wie im April da draußen", kann angebracht sein und ein kurzes Gespräch ermöglichen. Individueller, bewohnerbezogener und empathischer ist jedoch eine Orientierung an den oben dargestellten Fragestellungen. Vielleicht ist es möglich, sich kurz vor Betreten des Zimmers Gedanken über die Lebenssituation der Bewohnerin/des Bewohners zu machen. Dabei müssen nicht immer systematisch alle Fragestellungen durchgegangen werden. Es reichen einzelne Aspekte, die angesprochen werden sollten:

- Gibt es in dieser Woche auf der Freizeitebene noch Aktivitäten?
- Wird noch Besuch erwartet?
- Stehen Arztbesuche an? Gibt es im gesundheitlichen Bereich Besonderheiten, Herausforderungen?
- Es kann an frühere Zeiten – Beruf, Familie, Wohnort – erinnert werden.

In jedem Fall werden sich so angesprochene Bewohner*innen persönlich wahrgenommen und angenommen fühlen. Wohlgemerkt: Es geht nicht um ausführliche Gespräche, sondern um eine kurze Ansprache, die verdeutlicht: Ich kenne Sie! Ich interessiere mich für Sie! Ich kann empfinden, wie es Ihnen geht! Hier wäre dementsprechend auch ein Bezug auf das Familienfoto, das die Bewohnerin in **Abbildung 6-1** betrachtet, angemessen.

Unterstützen Sie Ihre Ansprache auch mit nonverbalen Mitteln. Gestik, Mimik, die Bedeutung von Embodiment gilt es auch hier zu berücksichtigen (**Kap. 1.3**).

Damit Tür- und Angelgespräche im Alltag Bedeutung erlangen, ist es wichtig, diese regelmäßig zu führen. Kontinuität stabilisiert die Beziehung oder trägt – bei Neuaufnahmen – zum Beziehungsaufbau bei. Damit dieser Beziehungsaufbau nicht einseitig ist, indem nur die Lebenssituation der Bewohnerin/des Bewohners thematisiert wird, ist es sinnvoll, von sich selbst zu erzählen oder auf Entwicklungen hinzuweisen, die innerhalb der Einrichtung stattfinden.

Es kann aber auch sein, dass Bewohner*innen das Gespräch suchen. Hier sind unterschiedliche Gründe vorstellbar. Die Bewohner*innen:

- wünschen sich einfach nur Zeit
- möchten ein freudiges oder trauriges Ereignis mitteilen
- haben gesundheitliche Probleme
- haben einen Wunsch (Essen, Lesestoff ...)
- haben Probleme mit einer/einem Mitbewohner*in.

Begegnen Sie Ihren Gesprächspartner*innen in derartigen Situationen ernsthaft und authentisch. Es geht zunächst darum, die Situation zu erfassen. Will die/der Bewohner*in nur kurz etwas mitteilen, kann der Austausch schnell beendet sein.

Auf Konflikte und Probleme reagieren

Werden jedoch Schwierigkeiten und Probleme dargestellt, wird die Situation herausfordernder. Überlegen Sie, wie die Situation lösungsorientiert angegangen und im Interesse aller (sollte es mehrere Beteiligte geben) gelöst werden kann. Sollten Sie feststellen, dass das zugrundeliegende Problem nicht in kurzer Zeit zu besprechen ist, vereinbaren Sie einen besonderen Termin, der mehr Zeit erlaubt.

Zur Orientierung für Problemgespräche können dabei folgende Prinzipien dienen (Schneider, 2009):

- Problemerfassung: Vergewissern Sie sich, dass Sie das Anliegen richtig erfasst haben. Das kann durch Nachfragen und Wiederholungen geschehen. Nutzen Sie das ‚Aktive Zuhören‘ (**Kap. 2.3**).
- Ressourcenerkundung: Wer oder was kann bei der Problemlösung helfen?
- Kleinschrittige Lösungsansätze: Was kann in welcher Reihenfolge umgesetzt werden?
- Zusammenfassung und Bündelung: Wie in einem Ergebnisprotokoll werden das Anliegen, die Möglichkeiten und die konkreten Lösungswege zusammengefasst.

Beispiel

Es ist 19.00 Uhr, die Bewohner*innen der Pflegeeinrichtung haben bereits ihr Abendessen zu sich genommen. Die Pflegekraft Frau Weinberger ist im Zimmer von Frau Bubolz und hat sie beim Toilettengang und beim Waschen unterstützt. Frau Bubolz liegt nun im Bett, Frau Weinberger zieht ihr wie jeden Abend die Stützstrümpfe aus.

Frau Bubolz: „Schwester, ich hab' da ein Problem, weiß aber gar nicht, wie ich das sagen soll."

Frau Weinberger: „Was gibt's denn? Was liegt Ihnen auf der Seele?"

Frau Bubolz: „Also beim Abendessen im Speisesaal, die Frau Maier. Ich ertrage es nicht mehr. Das laute Knirschen und Knacken mit dem Gebiss, die ganze Art, wie sie isst. Ich weiß nicht mehr."

Frau Weinberger: „Ist das denn die ganze Zeit so?

Frau Bubolz: „Ja, eigentlich immer."

Problemerfassung

Frau Weinberger: „Haben Sie denn schon mal überlegt, was dagegen zu tun ist? Haben Sie eine Idee?

Frau Bubolz: „Weiß nicht. Vielleicht ein anderer Tisch? Bei Frau Cotta ist doch noch was frei."

Frau Weinberger: „Haben Sie denn sonst noch Probleme mit Frau Maier?"

Frau Bubolz: „Nein, eigentlich finde ich sie ganz in Ordnung, nur das Essen."

Frau Weinberger: „Ein Tischwechsel wäre dann doch auch schade, oder nicht? Vielleicht könnte das Gebiss neu unterfüttert werden, es ist bestimmt lose. Das müsste doch zu lösen sein."

Frau Bubolz: „Ja, das wäre schön."

Ressourcenerkundung

Frau Weinberger: „Dann schlage ich vor, dass ich mit Frau Meppen, der Stationsleitung auf Frau Maiers Station, spreche. Ich schildere Frau Meppen das Problem, vielleicht hat sie auch schon bemerkt, dass das Gebiss von Frau Maier nicht mehr fest ist. Frau Meppen schlägt Frau Maier einen Zahnarztbesuch vor und macht dann auch einen Termin fest. Bis dahin, Frau Bubolz, sollten Sie Ihren Platz im Speisesaal behalten. Ist das für Sie so o.k.?"

Frau Bubolz: „Ja, wenn Sie das machen würden. Ich will aber auch nicht unverschämt sein. Nicht, dass Frau Maier wütend auf mich ist."

Frau Weinberger: „Nein, es ist schon sinnvoll, das Gebiss neu zu unterfüttern. Hoffen wir, dass es noch geht."

Kleinschrittige Lösungsansätze

Frau Weinberger: „Damit alles richtig passt, halte ich noch einmal fest: Sie fühlen sich beim Abendessen durch Frau Maiers Gebissgeräusche gestört. Durch einen Besuch beim Zahnarzt versuchen wir das zu verändern. Ich bespreche das mit der Stationsleitung, die dann den Termin mit Frau Maier und dem Zahnarzt organisiert.

Zusammenfassung

Es sind oft die unscheinbaren, kleinen Alltagsprobleme, die das Zusammenleben in einer Einrichtung erschweren. Im voranstehenden Beispiel kann es aber auch sein, dass zahnmedizinisch ein Unterfüttern und damit eine Festigung des Zahnersatzes nicht mehr möglich ist. Dann ist es schwieriger, das Problem zu lösen. Ggf. hilft dann ein Tischwechsel im Speisesaal. Der hätte aber auch den faden Beigeschmack von Ausgrenzung! Es geht also nicht immer ganz einfach!

Aufgabe

Denken Sie über Ihren Praxisalltag in der stationären Altenhilfe nach und suchen Sie nach eigenen Problembeispielen. Strukturieren Sie die Beispiele nach dem vorgestellten Muster: Problemerfassung – Ressourcenerkundung – kleinschrittige Lösung – Zusammenfassung.

6.2 Kommunikation und Demenz

Kompetenz nach PflAPrV

Kommunikation und Beratung personen- und situationsorientiert gestalten (II. 1.e)

Die Absolventinnen und Absolventen ...
erkennen Kommunikationsbarrieren, insbesondere bei spezifischen Gesundheitsstörungen oder Formen von Behinderungen im Alter, und setzen unterstützende und kompensierende Maßnahmen ein, um diese zu überbrücken (BMJ, 2018, S. 1608).

In **Kapitel 6** gehen wir grundsätzlich der Frage nach, was es bedeutet, alt zu sein und haben bereits festgehalten, dass eine differenzierte Herangehensweise erforderlich ist im Umgang mit älteren Menschen, um ihrer Individualität gerecht zu werden. Dies trifft insbesondere auf den Umgang und die Kommunikation mit älteren Menschen zu, die unter spezifischen Gesundheitsstörungen leiden. Dazu gehören die verschiedenen Formen einer Demenzerkrankung, die in primäre (hirnorganische) und sekundäre (nicht hirnorganische) Demenzen unterteilt werden, dargestellt in **Tabelle 6-1**. Pflegende müssen sich mit den verschiedenen Formen, Symptomen und Phasen einer Demenzerkrankung beschäftigen, um Kommunikationsbarrieren mit unterstützenden und kompensierenden Interventionen zu überbrücken.

Tabelle 6-1: Primäre (hirnorganische) und sekundäre (nicht hirnorganische) Demenzformen (Eigendarstellung in Anlehnung an Siegl, 2022)

Primäre Demenzen: hirnorganisch/kortikal Anteil: 90 %		**Sekundäre Demenzen: nicht hirnorganisch Anteil: 10 %**
Neurodegenerative Demenz (Nervenzellen degenerieren)	Vaskuläre Demenz (Durchblutungsstörungen der Nervenzellen)	Demenz durch Hirnverletzungen, Giftstoffe usw.
• Alzheimer	• Multi-Infarkt-Demenz	• Endokrinologische Demenz
• Frontotemporale Demenz	• Morbus Binswanger	• Infektiöse Demenz
• Lewy-Körperchen Demenz		• Toxische Demenz
		• Traumatische Demenz
		• Hypotoxische Demenz

> **Aufgabe**
>
> In **Tabelle 6-1** sind die primären und sekundären Demenzformen aufgeführt.
>
> Recherchieren Sie anhand der Tabelle im Internet die einzelnen Demenzformen und erstellen Sie sich einen Überblick mit den entsprechenden Ursachen und Symptomen.

6.2.1 Prozesshafter Verlauf und Phasen von Demenz

Neben den grundlegend unterschiedlichen Demenzformen gibt es bei einer Demenz auch einen prozesshaften Verlauf. Am Beispiel der Alzheimer-Krankheit können vier verschiedene Phasen ausgemacht werden (Deutsche Alzheimer Gesellschaft, 2022), je nach Schwere der Demenzerkrankung und den entsprechenden Beeinträchtigungen.

Leichte kognitive Beeinträchtigung

Am Beginn einer Demenz stehen meist leichte, aber durchaus messbare Einschränkungen kognitiver Fähigkeiten. Die Einschränkungen sind gering, wirken sich aber noch nicht auf das Alltagshandeln negativ aus, wie das nachstehende Gespräch zwischen Vater und Sohn zeigt.

„Das ist deine Werkstatt. Fällt dir etwas dazu ein?"

„Ja, da hat man vieles aufbewahrt, weil man gedacht hat, man braucht es noch. Da sind überall Sachen, die älteren Datums sind. Und du, du arbeitest?"

„Ich hole mir manchmal einen Schraubenzieher oder eine Feile. Ich arbeite gerne mit deinem Werkzeug."

„Ich nicht mehr. Bei mir ist es so, dass viel Geistiges irgendwie abhandengekommen ist. Wenn es noch da wäre, hätte ich auch Freude daran."

„Ich habe eine Freude an dir."

„Dann ist es recht. Ich fühle mich nicht verlassen oder enttäuscht. Ich habe Verschiedenes erlebt und Verschiedenes gehabt und Verschiedenes erreicht. Es ist nicht so schlimm, dass jetzt nur mehr wenig Leistung in mir vorhanden ist."

„Ich finde, du unterschätzt dich. Ich unterschätze dich nicht. Es ist noch viel vorhanden, wenn auch nicht vielleicht Leistung im herkömmlichen Sinn."

„Ja,ja, früher habe ich noch manchmal etwas gemacht, Dinge, denen meine Ideen zugrunde gelegen sind, aber jetzt ist es schwach. Aber egal. Wenn ich beleidigt oder enttäuscht wäre, würde ich euch fragen, ob ihr mir helft. Aber ich bin ganz zufrieden. Ich habe vieles gehabt. Aber heute mach ich – schon geraume Zeit nicht mehr. Es geht schon länger abwärts mit meinem Tun und Können. Als Jüngerer, da bin ich auch schon erwachsen gewesen, da habe ich vieles gekonnt. Jetzt kann ich ehrlich gesagt nichts mehr. – – Nee – – Nee. – Es geht alles daneben. Wobei ich aber durchaus nicht unglücklich bin, dass ich manches nicht mehr beherrsche. Es ist einfach vorbei. Ich kann noch Freude haben, wenn anderen etwas gelingt. Aber meine Federn, die sind fort" (Geiger, 2012, S. 157).

Leichtgradige Demenz

Im Wesentlichen ist das Kurzzeitgedächtnis betroffen. Vorangegangene Gespräche können nicht erinnert werden, Gegenstände werden verlegt. Dazu kommen Störungen bei Planung und Organisation. Die Menschen erleben die eigenen Einschränkungen oft bewusst und reagieren mit Aggression, Depression. Sie versuchen nach außen ‚Normalität' als Fassade zu vermitteln. Bei komplizierten Alltagsaufgaben (Bankverkehr, Benutzung ÖPNV usw.) brauchen sie Unterstützung. Mit Blick auf die medizinische Behandlung sollten die Menschen an Entscheidungen beteiligt werden.

Der DVD-Tipp kam vom Pflegedienst, sie hatten noch zwei andere Filme aus der Reihe: Unser schöner Garten und ein Tag im Tierpark. Sönke ließ sie jeden Tag im Wechsel laufen, dann hatte er ein bisschen Ruhe. Ella lief ihm sonst oft weg, sie war zu schnell für ihn, ging ohne den Rollator auf die Straße, einen Zettel in der Hand, weil sie zu Bäcker Boysen wollte und zu Dora Koopmanns Laden. Sie war in fließenden Gewässern unterwegs, wo Menschen, Zeiten, Orte durcheinandertrieben. Dass es im Dorf seit zwanzig Jahren nichts mehr einzukaufen gab, das mochte in der Welt der anderen so sein. In Ellas tauchten kleine Schwestern wieder auf und waren nie gestorben. Es gab die alte Schule plötzlich wieder, die Kühe auf der Koppel hinter ihrem Haus und einen jungen Mann, der Krischan hieß. [...] Das war das Neueste, sie schlug mit ihrer Faust auf Sönkes Oberschenkel ... Er musste auf dem Sofa einen halben Meter weg von ihr sitzen, dann ging es. Er schüttelte den Kopf, aber er ließ sich kneifen, boxen, schimpfte nicht einmal, wenn sie ihn in der Küche aus dem Weg stieß" (Hansen, 2021, S. 48, 50).

Mittelschwere Demenz

Die Einschränkungen sind so stark, dass eine selbstständige Lebensführung nicht mehr möglich ist. Auch bei einfachen Aufgaben (Einkaufen, Körperpflege) brauchen die Betroffenen Hilfe. Mit Blick auf die Sprache geht die Fähigkeit verloren, vollständige Sätze zu bilden. Auch das Langzeitgedächtnis geht mehr und mehr verloren, ebenso wie das Bewusstsein der eigenen Krankheit. Motorische Unruhe, das Stellen immer gleicher Fragen, Ängste (Diebstahl, Betrug, Abgeschoben sein) sind oftmals kennzeichnend.

Inzwischen war es Spätsommer und Konrad Lang mehr und mehr zu einem Pflegefall geworden. Konrad, der, als sie sich kennenlernten, immer elegant und auch gepflegt gewirkt hatte, begann sich zu vernachlässigen. Er trug dieselben

Sachen, bis sie sie in die Wäsche oder Reinigung gab. Er rasierte sich schlecht und immer seltener. Seine Fingernägel waren ungepflegt, und als sie ihn darauf aufmerksam machte, nein, als sie ihn in einem Anflug von Ärgerlichkeit (etwas, das ihr immer öfter passierte) bat, sich die Nägel zu schneiden, stellte sich heraus, dass er es nicht konnte. Er stand da mit der Nagelschere in der Hand und hatte keine Ahnung, was er damit tun sollte.

Seit ein paar Tagen fand sie an den unmöglichsten Orten der Wohnung Unterhosen. Manchmal waren sie feucht. Etwas, worauf sie Felix Wirth schon seit einiger Zeit vorbereitet hatte. „Spätestens wenn er anfängt die Hosen nass zu machen, brauchst du eine Hauspflege, hatte er gesagt" (Suter, 1999, S. 126).

Schwere Demenz

In diesem Stadium sind die Betroffenen in allen Lebensbereichen auf Hilfe angewiesen. Die Kontrolle über die Ausscheidungsfunktion und über die Motorik geht mehr und mehr verloren: Versteifung der Gliedmaßen, Schluckstörungen, Krampfanfälle sind festzustellen.

Aufgabe

Setzen Sie sich mit den vier Stadien der Demenz auseinander, indem Sie einen Vergleich mit Ihren eigenen Erfahrungen im beruflichen und ggf. privaten Bereich herstellen. Beziehen Sie auch die literarischen Texte in Ihre Analyse mit ein.

Frage: Entsprechen die theoretischen und literarischen Ausführungen Ihren eigenen Erfahrungen und Vorstellungen?

Stellen Sie Ihre eigenen Erfahrungen in der Lerngruppe vor. Beschreiben Sie auch Ihren eigenen Umgang mit Menschen mit Demenz!

Es gibt keinen generellen Zugang zu den Menschen, die von Demenz betroffen sind. Eine Demenz hat sehr spezifische, auf das jeweilige Individuum bezogene Auswirkungen. Sie wird bestimmt von den bereits beschriebenen Lebenszusammenhängen und hängt nicht zuletzt mit der Biografie eines Menschen zusammen. Aber auch der aktuelle Grad der Demenz ist wesentlich für das Wahrnehmen, Erleben und Fühlen des Menschen mit Demenz. Ein individualisierter Zugang ist deshalb der Königsweg zum Menschen mit Demenz, um die möglichen Ressourcen in den unterschiedlichen Stadien zu erkennen und Interaktion und Kommunikation zu gestalten.

„Wir sind alle einzigartige, unverwechselbare menschliche Wesen. Und diese Einzigartigkeit verschwindet nicht einfach, weil wir mit den Symptomen einer

Demenz leben. [...] Ich sage den Leuten, dass ich eine Behinderung habe und nicht, dass ich krank bin. [...] Ich stelle eine Ähnlichkeit zur Arthritis her, weil diese Behinderung ebenso wie die Symptome einer Demenz oftmals mit dem Alter verbunden ist. Aber wenn Sie Ihren Freunden sagen würden, Sie hätten Arthritis, selbst wenn es die schwere Form des Gelenkrheumatismus wäre, würde das den Blick auf Sie als menschliches Wesen bei niemandem in irgendeiner Weise verändern. Doch wenn Sie den Leuten sagen – sogar Leuten, die Sie kennen und die Sie lieben – dass Sie Demenz haben, dann beginnen Sie in deren Geist zu entschwinden [...]“ (KuKuK-TV, 2019).

Demenz ist offensichtlich ein Phänomen, das für alle Betroffenen besondere Herausforderungen mit sich bringt. Aus der Sicht von Kommunikation ergeben sich daraus drei Fragestellungen. Zum einen, wie kann und soll mit Menschen mit Demenz kommuniziert werden? Gibt es, neben dem Anspruch an individualisierte Zugänge, allgemeine Regeln? Zum anderen: Wie soll über Demenz gesprochen werden. Wie werden wir sprachlich dieser Krankheit aus Sicht der Betroffenen gerecht? Letztlich: Wie ist die Situation von Menschen mit einer Demenz im Krankenhaus? Was gilt es hier zu berücksichtigen?

6.2.2 Sprechen über Demenz

In der Art, wie über das Thema Demenz gesprochen wird, offenbart sich sehr deutlich die Haltung zu dieser Krankheit. Es ist wichtig, angemessen zu formulieren. Die Sprache soll die betroffenen Personen nicht stigmatisieren und ausgrenzen. Es geht vielmehr darum, Verständnis, Respekt und Wertschätzung zu zeigen. Das Sprechen über Demenz soll so angelegt sein, dass Ziele wie Inklusion und Teilhabe deutlich und dadurch implizit gefördert werden. Denn: Sprache schafft Wirklichkeit. Ausgrenzende, ablehnende Sprache führt zu Ausgrenzung und Ablehnung, integrierende, annehmende Sprache führt zu Integration und Annahme.

Unter der Überschrift „Ressourcen in den Focus rücken – Stereotypen und Mythen entgegenwirken“ hat die ‚Deutschsprachige Alzheimer- und Demenz-Organisationen‘ (DADO) gemeinsam mit Betroffenen einen Demenzleitfaden (DADO, 2020) entwickelt, der sich an folgenden Prinzipien orientiert:

Fähigkeiten stehen im Mittelpunkt, nicht die Verluste. Dieser positive Ansatz fördert das Selbstwertgefühl, führt zu Aktivität.

Der Verlauf der Krankheit ist individuell und kann sich über Jahre hinziehen. In diesem Prozess können viele Fähigkeiten – zumindest zum Teil – erhalten bleiben.

Die Symptome einer Demenz sind vielfältig. Sie betreffen viele Bereiche wie z. B. das Denken, die Kommunikation, das Gedächtnis, Stimmungen, die Wahrnehmungsfähigkeit. Neben den personenbezogenen Symptomen stehen die sozialen Auswirkungen im sozialen und beruflichen Umfeld. Gleichzeitig drücken die Menschen mit Demenz Emotionen aus. Sie sind geprägt von „[...] Frustration, Schmerz, Langeweile, Einsamkeit, Verwirrung, Angst, aber auch Freude und Zuneigung [...]" (DADO, 2020, S. 4). All dies sollte in Gesprächen berücksichtigt werden und Eingang finden. Insgesamt hat die DADO eine Übersicht entwickelt, die beschreibt, welche Begriffe bevorzugt und welche nicht benutzt werden sollten (DADO, 2020, S. 10), dargestellt in **Tabelle 6-3.**

Tabelle 6-3: Sprechen über Demenz – ein Sprachleitfaden (DADO, 2020)

Über Demenz sprechen	
Bevorzugte Begriffe	**Nicht verwenden**
Demenz	Leiden, leiden
die Alzheimer-Krankheit und andere Demenzerkrankungen	senile Demenz
eine Form der Demenz	senil
eine Art der Demenz	Demente, dement
eine Demenzursache	dementierende
kognitive Einschränkungen	demenziell verändert
	verkalkt
Symptome einer Demenz	
Bevorzugte Begriffe	
Beschreiben Sie die Symptome selbst, beispielsweise Gedächtnisstörungen, Sinnestäuschungen, Wortfindungsstörungen	
Beschreiben Sie die Auswirkungen, die die Symptome haben, beispielsweise Schwierigkeiten in der Kommunikation	
Symptome im Zusammenhang mit Verhalten und Psyche	
Bevorzugte Begriffe	**Nicht verwenden**
verändertes Verhalten	problematische/schwierige Verhaltensweisen
Ausdruck unerfüllter Bedürfnisse	
aggressive Reaktion (nicht Verhalten)	aggressiv (als allgemeines Verhalten ohne Bezug zur Situation)
verhaltensbezogene und psychische Symptome einer Demenz (im medizinischen Kontext)	

Tabelle 6-3: *Fortsetzung*

Menschen am Beginn einer Demenzerkrankung unabhängig vom Alter	
Bevorzugte Begriffe	**Nicht verwenden**
Menschen mit beginnender Demenz	Frühdemente
	Frühe Demenz
Über Menschen mit Demenz sprechen	
Bevorzugte Begriffe	**Nicht verwenden**
ein Mensch/eine Person mit der Diagnose Demenz	Leidende/r
ein Mensch/eine Person mit Demenz	Opfer
ein Mensch, der mit Demenz lebt	dementer Mensch
ein Mensch mit einer Demenz	Demente/r
eine/r von Demenz Betroffene/r	Kranke/r
in medizinischen Zusammenhängen: Demenzerkrankte/r, Demenzpatient/in	Leere Hülle
ein Mensch mit koginitven Einschränkungen	sie oder er entschwindet
	jemand ohne Verstand/ohne Geist
	Insasse (als Bewohner/in einer Pflegeeinrichtung)
	Patient/in (außerhalb des medizinischen Kontextes)
	abwertende umgangssprachliche Ausdrücke („hat nicht alle Tassen im Schrank“, „schrullig“ usw.)
Menschen mt Demenz unter 65	
Bevorzugte Begriffe	**Nicht verwenden**
Menschen mit Demenz unter 65 Jahren	Präsenile Demenz
Jungerkrankte	
jüngere Menschen mit Demenz	Frühe Demenz
Demenz im jüngeren Lebensalter	

Tabelle 6-3: *Fortsetzung*

Über Familienangehörige, Freunde, Betreuende* oder Pflegende von Menschen* mit einer Demenz	
Er/sie lebt mit jmd., der eine Demenz hat.	Jemand, der mit Demenz lebt
Er/sie begleitet, kümmert sich um, sorgt für, unterstützt einen Menschen mit Demenz.	* Nicht jede/r möchte als Betreuende/r bzw. Pflegende/r bezeichnet werden. Fragen Sie nach Möglichkeit, ob die Person mit diesem Begriff einverstanden ist.
Er/sie begleitet, kümmert sich um, sorgt für, unterstützt einen Menschen mit einer Demenzerkrankung.	

6.2.3 Kommunizieren mit Menschen mit Demenz

Der Mensch, die *jeweilige* Frau Maier oder der ganz *spezifische* Herr Müller mit einer Demenz als einem Merkmal unter vielen, steht auch hier im Vordergrund. Eine Begegnung sollte prinzipiengeleitet sein. Wichtige Grundsätze für die Interaktion, die Wahrnehmung und auch die Kommunikation sind von den Regionalbüros – Alter, Pflege, Demenz in der Broschüre ‚Mehr als Worte' dargestellt worden (KDA, 2021). Die folgenden Ausführungen orientieren sich an diesen Überlegungen.

Die Würde der Menschen beachten, ihnen mit Wertschätzung begegnen: Die Haltung „die bekommen doch sowieso nichts mehr mit", nimmt diese Würde, reduziert sie auf ein Defizit. Niemand weiß, was sie tatsächlich noch wahrnehmen, empfinden und/oder erleben.

Die Stärken erkennen, die Stärken integrieren: Jeder Mensch hat Stärken und Schwächen. Viele neigen dazu, sich an den Schwächen, den Defiziten zu orientieren, auch bei Menschen mit Demenz „Falsch, das ist nicht der Willi, das ist der Karl-Heinz." – „Schon wieder den Teller nicht richtig einsortiert, pass doch besser auf!" Es ist wichtig zu überlegen, welche Sinnhaftigkeit hinter den vermeintlich völlig falschen Handlungen und Aussagen stecken könnte. Verstecktes Brot im Kleiderschrank könnte auf Hunger in der Nachkriegszeit verweisen. Wichtig sind positive Verstärkungen: „Schick, die Bluse heute." – „Danke für die Hilfe beim Kartoffeln schälen."

Im System des anderen bleiben – Ambiguitätstoleranz entwickeln: Menschen mit Demenz leben in einer Gegenwart, deren Bezüge zur Vergangenheit und zur Zukunft oft nicht realistisch sind. Eigene Erwartungen, eigene Denkmuster sind nicht mehr immer deckungsgleich mit den Realitäten der Menschen mit Demenz. „Während der frühen und mittleren Phase einer Demenz bewegen sich Betroffene noch zwischen beiden Realitäten hin und her. Es ist nicht immer leicht zu erkennen, in welcher Welt sie sich gerade verorten. Erkennt mich meine Mutter als Tochter oder sieht sie in mir ihre Schwester?" (Eckardt, 2020, S. 23). Diese Widersprüchlichkeiten (=Ambiguitäten) gilt es auszuhalten, zu tolerieren. Die ‚Scheinwelten' von Menschen mit Demenz müssen respektiert werden. Sicher, es ist eine Gratwanderung: Wie sehr kann ich mich auf die Welt einlassen, an welchem Punkt muss ich – authentisch, respektvoll – korrigieren. Beispiel: Eine Bewohnerin verlangt und ruft immer wieder nach ihrem verstorbenen Mann, den sie nebenan im Wohnzimmer vor dem Fernseher wähnt. Konfrontiere ich die Bewohnerin immer wieder mit dem Tod ihres Mannes oder vertröste ich auf ein späteres Treffen, um die Bewohnerin in ihrer Scheinwelt zu bestätigen und zu beruhigen („Ich sag Ihrem Mann Bescheid, der kommt dann nach der Sportschau.").

Eigene Grenzen erkennen: „... auch diejenigen, die Menschen mit demenziellen Veränderungen begleiten und pflegen, sind Menschen und haben einen Wert. Auch ihre Gefühle und Empfindungen müssen und sollen gewürdigt werden" (KDA, 2021, S. 25). Angehörige, aber auch professionell Pflegende dürfen negative Gefühle haben, müssen ihren Frustrationen, ihrem Schmerz über Verletzungen Raum geben können. Der Blick auf beide Seiten, das Vorhandene und die Grenzen, auf die Möglichkeiten und das Scheitern der Bewohner*innen, ist wichtig. „Das Wichtige ist, vom vielen ‚Müssen' loszulassen, gnädiger zu werden mit den eigenen Unzulänglichkeiten angesichts des anderen, des demenziell veränderten Menschen. [...] Die Kommunikation, die sich aus dieser Einstellung und inneren Haltung ergibt: Sie würdigt den anderen Menschen und die eigene Person" (KDA, 2021, S. 25).

Nonverbale Kommunikation, die Bedeutung der Beziehungsebene und der Humor in der Pflege: In den ersten beiden Kapiteln dieses Buches sind die Grundlagen von Kommunikation beschrieben worden. Die Ausführungen über die Bedeutung von Beziehung, der nonverbalen Anteile und von Lachen und Humor gelten bei Menschen mit Demenz im besonderen Maße: Inhaltsaspekte treten in ihrer Relevanz zunehmend zurück hinter die Bedeutung von Beziehung, Nähe, Berührungen und positiver Wahrnehmung des anderen. Bitte berücksichtigen Sie diese Dimensionen von Kommunikation! Folgende Prinzipien sind hilfreich:

- Es kommt nicht vorrangig auf Sachaspekte an. Zentral ist der emotionale Gehalt der Aussage: Welche Gefühle und/oder Bedürfnisse kommen zum Ausdruck?

- Die Menschen sollten so angenommen werden, wie sie sind: Das Vorhandene sollte einfühlsam und wertschätzend wahrgenommen werden (Eckardt, 2020).

Wie aber komme ich mit Menschen mit Demenz ins Gespräch? Gibt es sog. Eisbrecher oder Türöffner, die als methodisches Inventar gelten können, um Gespräche zu initiieren? (KDA, 2021). Wichtig ist hier ein Blick in die Biografie der Menschen, „..um ein grundlegendes Verständnis von der Bedeutung des bisher gelebten Lebens für die aktuelle Lebenslage eines Menschen zu gewinnen ..." (Büker & Schumacher, 2021, S. 133). Die individuelle Lebensgeschichte gewinnt im Alter und bei Menschen mit Demenz an Bedeutung, da hier Ansätze gegeben sind, sich zu erinnern, über das eigene Leben nachzudenken und ins Gespräch zu kommen.

„Es gibt vielfältige Möglichkeiten, um dieses umzusetzen. Die Bandbreite der Themen, die angestoßen werden kann, ist ebenso vielfältig wie die möglichen Methoden. Kindheit, Schule, Arbeit Wohnen, Technik, finanzielle Sicherheit können über offene Gesprächsrunden thematisiert werden. Sie können methodisch begleitet und unterstützt werden durch Fotos, Lieder, Gegenstände oder Spiele" (Büker & Schumacher, 2021, S. 133). Auch technische Hilfsmittel, (digitale) Medien können dabei unterstützend hinzugezogen werden, um Erfahrungen wieder lebendig werden zu lassen. Sie können sich auf gesamtgesellschaftliche Entwicklungen beziehen oder auf die Biografien des Einzelnen. Wichtig ist – getragen von empathischer Beziehungsarbeit – herauszufinden, wo der Türöffner ist, mit dem es möglich ist, Erinnerung herzustellen und Gespräche zu eröffnen.

Die folgende Übersicht zum Thema Gesprächsanlässe in **Abbildung 6-2** kann als grafische Orientierung für die Suche nach Gesprächsanlässen dienen. Wichtig: Es geht nicht nur um Gespräche. Die einzelnen Punkte sollen auch als Handlungsaufforderung verstanden werden:

- Vom gemeinsamen Kochen zum Gespräch über die Mahlzeiten in der Kindheit ...
- Vom Spaziergang zur nächsten Grundschule zum Gespräch über Kindheit und Jugend ...
- Vom Anschauen alter Filme zum Gespräch über den ersten Kinobesuch ...

Die Themen lassen sich selbstverständlich erweitern. Es geht auch nicht nur um den Blick in die Vergangenheit. Auch die aktuelle Lebenssituation bietet „Nahrung" für Gespräche. Die Einrichtung des eigenen Zimmers mit Bildern und Fotografien, das laufende Betreuungsangebot in der Einrichtung, das anstehende Mittagessen, die kommende Sonntagsmesse, die Kirmes am Wochenende usw. Dieser Ansatz ist vergleichbar mit den grundsätzlichen Überlegungen zu den Tür- und Angelgesprächen (**Kap. 6.1**).

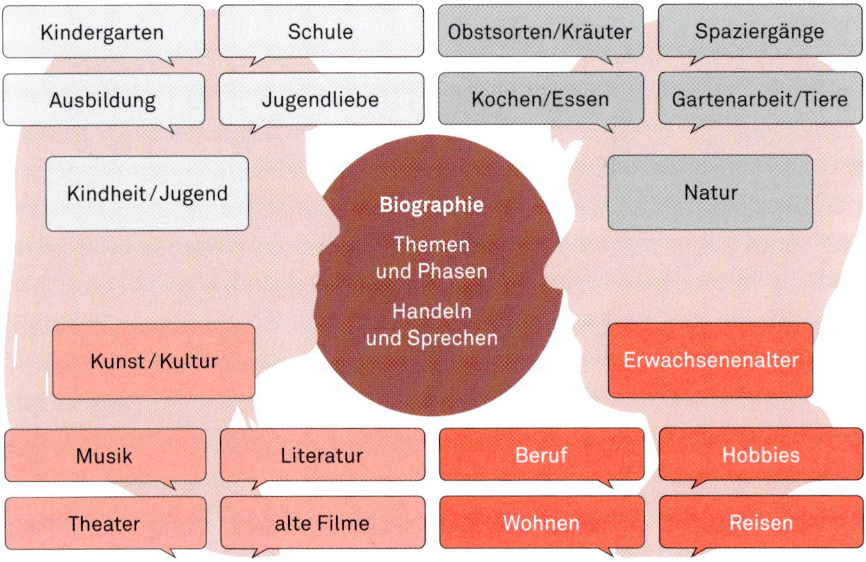

Abbildung 6-2: Gesprächsanlässe (Eigendarstellung)

Hinweise für die ganz konkrete Gesprächssituation hat die Deutsche Alzheimer Gesellschaft entwickelt. Die Hinweise verstehen sich interkulturell, sind leicht verständlich und gut nachvollziehbar. Das nachfolgend in **Abbildung 6-3** abgebildete Poster mit Tipps zur Kommunikation mit demenzerkrankten Menschen kann bei der DAG angefordert werden: Deutsche Alzheimer Gesellschaft, Selbsthilfe Demenz, www.deutsche-alzheimer.de (Deutsche Alzheimer Gesellschaft, 2024).

Das nachfolgende Kapitel enthält vielfältige Informationen, die nicht nur für professionell Pflegende, sondern auch für pflegende Angehörige von Bedeutung sind. Pflegefachkräfte in der Altenpflege sind immer auch beratend, unterstützend tätig.

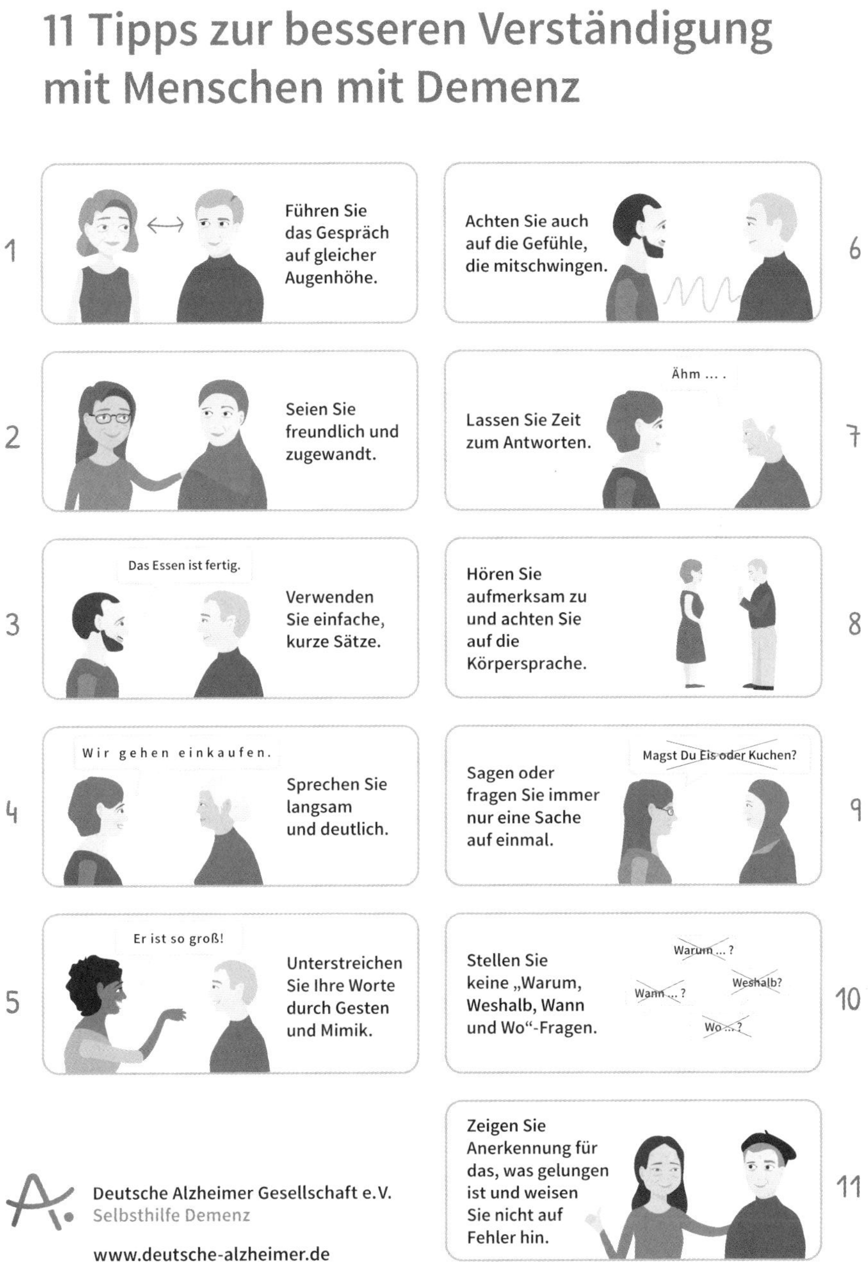

Abbildung 6-3: Tipps für die Kommunikation mit demenzerkrankten Menschen (Deutsche Alzheimer Gesellschaft e.V., mit freundlicher Genehmigung)

6.2.4 Menschen mit Demenz im Krankenhaus

Kompetenz nach PflAPrV

Information, Schulung und Beratung bei alten Menschen verantwortlich organisieren, gestalten, steuern und evaluieren. (II. 2.a)

Die Absolventinnen und Absolventen ...
informieren alte Menschen zu komplexen gesundheits- und pflegebezogenen Fragestellungen und weitergehenden Fragen der pflegerischen Versorgung. (BMJ, 2018, S. 1608)

Nach Angaben der Robert Bosch Stiftung werden täglich 76 000 Patient*innen, die an einer Demenz oder einer vergleichbaren kognitiven Einschränkung leiden, in einem Krankenhaus stationär behandelt. Der Anteil von Patient*innen mit Demenz liegt bei über 60-jährigen insgesamt bei über 40 %. Die Zahlen werden, folgt man der Deutschen Gesellschaft für Geriatrie (DGG), weiter steigen (Spielberg, 2020).

Krankenhausaufenthalte sind schon für nicht demente Patient*innen eine Herausforderung. Dies gilt umso mehr für Menschen mit kognitiven Einschränkungen. Wechsel des Personals (Ärzt*innen, Pflegekräfte, Reinigungskräfte), Wechsel der Zimmernachbar*innen, unterschiedliche Kontakte durch eigene Besuche und Besuche der Zimmernachbar*innen, Behandlungen und Untersuchungen – angepasst an die zeitlichen Abläufe des Krankenhauses – fehlende zeitliche und räumliche Orientierungsmöglichkeiten durch eine neue, nicht durchschaubare Umgebung mit einem unbekannten Tagesablauf. Im fortgeschrittenen Stadium einer Demenz fehlt auch die Einsicht in den Krankenhausaufenthalt, die Notwendigkeit einer stationären Behandlung wird nicht gesehen. Dementsprechend können die Erwartungen der Ärzt*innen und des Personals nicht eingeordnet werden und bleiben unverständlich (Betanet, 2023). „Die steigende Zahl an Demenzpatienten ist eine Herausforderung für Personal, Patienten und Angehörige. Immer mehr Krankenhäuser reagieren darauf durch die Schulung des Personals und Einrichtung gerontopsychiatrischer Stationen“ (Betanet, 2023). Bezogen auf das Thema Kommunikation und Interaktion kann festgestellt werden, dass bekannte, eingeübte Prozesse und Rituale nicht eingehalten werden und oft zu einer Verschlechterung des Zustandes führen können. Von daher sollte bei anstehenden Krankenhausaufenthalten für die Bewohner*innen von stationären Pflegeeinrichtungen folgendes bedacht werden:

- Einweisung in ein Krankenhaus nur dann, wenn es unbedingt notwendig ist.
- Alle Untersuchungen, die ambulant möglich sind, sollten im Vorfeld des Krankenhausaufenthalts erfolgen.
- Die Aufnahme sollte stattfinden, wenn der Patient/die Patientin ein Tageshoch hat.
- Der Patient/die Patientin sollte – soweit möglich – von einem Angehörigen begleitet werden, der, wenn möglich, als Begleitperson mit aufgenommen wird.
- Wichtig ist, das Pflegepersonal über die Gewohnheiten und Verhaltensauffälligkeiten zu informieren. Informationen, z. B. zu Essgewohnheiten, Tagesrhythmus und Hauptbeschäftigung des demenzerkrankten Menschen zu Hause sollten griffbereit sein, gewohnte Tätigkeiten können beruhigen. Wichtig sind zudem Informationen, worauf der Patient/die Patientin zu Hause unruhig reagiert, was ihn/sie aggressiv macht oder womit man die betroffene Person ablenken kann.
- Brillen und Hörgeräte sollten täglich, wie gehabt, eingesetzt werden. Eventuell gibt es weitere vertraute Orientierungshilfen wie Uhren, Kalender oder Ähnliches.
- Die Klinikärzt*innen brauchen Informationen zur aktuellen Medikation des Patienten/der Patientin durch den Hausarzt, auch um Medikamente, die eine weitere Bewusstseinsstörung hervorrufen können, nach Möglichkeit zu meiden.
- Ziel bei der Versorgung dementer Patient*innen im Krankenhaus sollte eine frühzeitige Entlassung sein, um die gewohnte Umgebung wieder herzustellen (Betanet, 2023).

Inzwischen gibt es etliche Krankenhäuser, die sich der Thematik angenommen haben. In der von der Bundesregierung 2012 ins Leben gerufenen Initiative ‚Lokale Allianzen für Menschen mit Demenz' werden Netzwerke gefördert, die sich speziell für Patient*innen mit Demenz einsetzen. Auf der Internetseite der Deutschen Krankenhausgesellschaft werden viele Best-Practice-Beispiele demenzsensibler Krankenhäuser vorgestellt (Deutsche Krankenhausgesellschaft, n. d.).

Auch das Marien-Krankenhaus in Hamburg hat ein spezifisches Konzept entwickelt. Folgende Aspekte werden herausgestellt:

- Eigene Station für Demenz- und Delirpatient*innen
- Professionelle Betreuung in einem patient*innengerechten Umfeld
- Spezielles Architektur- und Farbkonzept für Orientierung und Sicherheit
- Behandlung durch kompetent geschultes Personal

- Konstantes Team aus Pflegekräften, Therapeut*innen und Ärzt*innen
- Unterstützung durch ehrenamtliche Helfer*innen
- Hilfe und Beratung für Angehörige (Pflegestufenanträge, Vollmachten, Kurzzeitpflege, Heimunterbringung, Pflegedienste etc.) durch Sozialdienst
- Spezielle Schulungen für pflegende Angehörige
- Enge Kooperation mit Selbsthilfegruppen, Angehörigenhilfe
- Aktivierende Pflege (Einbeziehung der vorhandenen Fähigkeiten)
- Gedächtnistraining und Biografiearbeit
- Validation (an der Lebenswelt des Patienten/der Patientin orientierte Kommunikation)
- Tagesstrukturierende Maßnahmen (Marien Krankenhaus Hamburg, n. d.).

Der Rahmen für die konkrete Kommunikationssituation wird durch die Umsetzung derartiger Maßnahmen verbessert. Für die konkrete Gesprächssituation gibt es weitere Anhaltspunkte: „Die oftmals schwierige Verständigung mit demenzerkrankten Patient*innen kann vereinfacht werden, wenn Sie einige Regeln beachten.

- „Gehen Sie freundlich und langsam auf den demenzerkrankten Patienten zu.
- Versuchen Sie Ruhe auszustrahlen.
- Benennen und erklären Sie, was Sie gerade tun.
- Gestik, Mimik und Körpersprache sind oft wichtiger als Sprache.
- Setzen Sie Körperberührungen achtsam und respektvoll ein.
- Halten Sie beim Sprechen stets Blickkontakt, möglichst auf Augenhöhe.
- Sprechen Sie langsam und deutlich.
- Verwenden Sie einfache, kurze Sätze, vermeiden Sie ‚entweder/oder'.

Verwenden und wiederholen Sie die Worte der Patient*innen.

- Widersprechen Sie den Kranken möglichst nicht, und korrigieren Sie ihre Aussagen nach Möglichkeit nicht.
- Vermeiden Sie Lärm und Reizüberflutung" (Deutsche Alzheimer Gesellschaft, 2022).

Interaktion und Kommunikation in der stationären Versorgung von Patient*innen mit Demenz sind eine Herausforderung für alle Beteiligten. Angepasste Rahmenbedingungen, der achtsame Umgang miteinander und die Berücksichtigung einiger Gesprächsregeln können einen positiven Beitrag leisten.

Aufgabe

Die Deutsche Alzheimer Gesellschaft e.V. bietet auf ihrer Homepage vielfältige Informationen und Materialien zur Demenzerkrankung. Verschaffen Sie sich einen Überblick unter https://www.deutsche-alzheimer.de/.

6.3 Gestaltung eines Erzählkreises

Im vorangegangenen Kapitel sind vielfältige Themen angeführt worden, mit denen Gespräche in Einrichtungen der Altenhilfe initiiert werden können. Diese Themen können spontan im Alltag aufgegriffen werden oder auch geplanter Gegenstand eines Erzählkreises werden. Ergänzt werden können diese Themen durch Bilder, Fotos, Filme oder andere Materialien, die einen Bezug haben (Eckardt, 2020). Es ist auch denkbar, Gesang und Musik in diese Angebote zu integrieren. Im weiteren Verlauf geht es um die Gestaltung eines Erzählkreises als Möglichkeit, Bewohner*innen zu Kommunikation und Interaktion zu motivieren (Büker & Schumacher, 1992).

Wichtigste Grundüberlegung für den Einsatz von Literatur in der Betreuung älterer Menschen ist, dass es sich nicht um literaturwissenschaftliche Analysen von Texten handelt. Es geht weniger um den Text an sich, Ziel ist vielmehr der alte Mensch bzw. die Gruppe älterer Menschen, der/die sich – ausgehend von Textinhalten – mit unterschiedlichen Themenkreisen beschäftigen. Übergeordnetes Ziel ist das Gespräch, der Austausch, weitere Zielsetzungen können Entspannung, Unterhaltung, Alltagsbewältigung und/oder Reflexion der eigenen Lebenssituation sein. Damit diese Zielsetzungen erreicht werden können und insbesondere Kommunikationsprozesse ausgelöst werden, sollte sich die Leitung eines solchen Kreises bezogen auf Planung und Durchführung einige Gedanken machen.

Was muss vorab bedacht werden?

Die Idee ist geboren. Eine Mitarbeiter*in, selber literaturinteressiert, möchte mit einigen alten Menschen einen Lese-Gesprächskreis begründen. Die erste Frage, die sich stellt, ist: Wie kommt überhaupt ein solcher Kreis zustande, wie erreiche und motiviere ich Heimbewohner*innen, sich zu treffen, um über literarische Texte zu sprechen? Neben der direkten Ansprache vermeintlich interessierter Personen gibt es die Möglichkeit über das Schwarze Brett, die digitale Anzeige im Foyer oder den Handzettel, der im Speisesaal ausgelegt wird. Dabei sollte auf die folgende Fragen eine Antwort gegeben werden:

Wer hat Lust,

- bei Kaffee und Kuchen *Wie?*
- Geschichten zu lesen *Was?*
- zur Entspannung, zur Unterhaltung, zum Reden *Warum?*
- am Donnerstag, dem 22. 04., 16 Uhr *Wann?*
- im kleinen Aufenthaltsraum, 1. Etage, Zimmer 207 *Wo?*
- Es freut sich auf Sie, Ingrid Weise *Wer?*

Das Problem, das sich bei dieser Vorgehensweise ergibt, ist, dass mit Blick auf die Gruppe viele Fragen offen sind:

- **Wie groß ist die Gruppe?**
  - → Ist der gewählte Raum groß genug?
  - → Sind genügend Texte vorhanden?
- **Wie sind die gesundheitlichen Voraussetzungen der einzelnen Gruppenmitglieder?**
  - → Benötige ich Platz für Rollstuhlfahrer?
  - → Muss ich Texte vergrößern wegen eingeschränkten Sehvermögens?
  - → Gibt es hörgeschädigte Teilnehmer*innen, muss ich betont laut lesen?
- **Welches Geschlecht haben die Teilnehmer*innen?**
  - → Sind die ausgewählten Themenkreise vermeintlich eher männerspezifisch (Arbeitswelt, Sport) oder eher frauenbezogen (Kochen/Ernährung/Haushalt, Erziehungsfragen)?
- **Wie ist das Gesprächsverhalten der Teilnehmer*innen?**
  - → Sind einzelne Teilnehmer*innen eher still und zurückhaltend?
  - → Besteht die Gefahr, dass andere den Kreis mit hohen Gesprächsanteilen dominieren?
- **Wie sind die Beziehungen der Teilnehmer*innen untereinander?**
  - → Sind mir aus dem Heimalltag kleine „Feindschaften" bekannt?
  - → Bestehen – z. B. wegen unterschiedlicher sozialer Herkunft, politischer Überzeugungen oder religiöser Einstellungen – Vorbehalte untereinander?

Kommunikation, das wird anhand dieser Fragestellungen deutlich, ist eben mehr als der Austausch von Informationen. Es geht um vielschichtige Botschaften, die von den beteiligten Menschen in den Austausch gebracht werden.

Für einen gelingenden Gesprächskreis sollten noch drei weitere Planungsaspekte bedacht werden: Zeit, Medien/Material, Raumatmosphäre:

- **Zeit:** Dem Lesekreis sollte ein fester Zeitrahmen gegeben werden. Dies gilt sowohl für die Länge einer einzelnen Veranstaltung als auch für den Rhythmus, in dem Veranstaltungen stattfinden sollten. Das ermöglicht die Strukturierung von Tages- und Wochenplanung. Die zeitliche Begrenzung der einzelnen Treffen ist sinnvoll, um nicht die Konzentrationsfähigkeit einzelner zu überfordern.
- **Medien/Material:** Das zentrale Medium ist selbstverständlich der Text, der zur Verfügung gestellt wird. Fotos, Bilder, Gegenstände oder Lieder, die zum Thema passen, können motivierenden Charakter haben und die Gesprächsbereitschaft fördern.
- **Raumatmosphäre:** Ein gut vorbereiteter Raum ist eine der wichtigsten Voraussetzungen für das Gelingen eines Gesprächskreises. Blumen, Kerzen, ein gedeckter Tisch können dazu beitragen. Die Anordnung der Tische/Stühle sollte gewährleisten, dass die Teilnehmer*innen Blickkontakt zueinander haben, ebenso sind gute Lichtverhältnisse wichtig.

Durchführung

Nach der Planung ist es wesentlich, sich über die Durchführung Gedanken zu machen. Folgende Punkte eines Gesprächsverlaufs, die in der **Tabelle 6-5** aufgeführt sind, sollten Berücksichtigung finden.

Tabelle 6-5: Gesprächsverlauf (Eigendarstellung)

Ablauf	
Begrüßung	Die Teilnehmer*innen sollten begrüßt und willkommen geheißen werden und ggf. miteinander bekannt gemacht werden.
Das Gespräch vor dem Gespräch	Es ist nicht sinnvoll, die Gruppe mit dem Text zu überfallen. Ein kurzes „warming up" durch einen Austausch über aktuelle Ereignisse (Politik, Sport ...) oder aus dem Umfeld (Was gibt's Neues in der Einrichtung?) macht Sinn, um eine Gesprächsbereitschaft zu entwickeln.
Hinführung zum Text	Wie bereits erwähnt: Fotos, Gegenstände, Zeitungsausschnitte können dazu beitragen, zum Thema des Textes hinzuführen und die Gruppe dafür zu öffnen. Es können auch offene Fragen dazu beitragen: Wer kann sich noch an seinen ersten Urlaub erinnern?

Tabelle 6-5: *Fortsetzung*

Ablauf	
Der Text/Sprachverhalten	Soll der Text zunächst für alle vorgelesen und dann verteilt werden? Je länger und anspruchsvoller der Text ist, desto eher bietet es sich an, ihn zunächst zu verteilen. Ggf. lesen die Teilnehmer*innen den Text auch zunächst leise für sich. Beim Vorlesen sollte die Gesprächsleitung folgende Aspekte beachten: • *Sprechtempo:* In der Regel wird zu schnell vorgelesen. Da der Text i. d. R. unbekannt ist, sollte er eher langsam vorgetragen werden. • *Artikulation/Akzentuierung:* Eine deutliche Aussprache hilft sehr beim Verstehen und zum Verständnis des Inhalts. Es bietet sich auch an, etwas lauter als üblich zu sprechen. • *Sprechmelodie:* Monotone Sprechweise macht den interessantesten Text zum Langweiler. Richtige Betonung unterstreicht die Textaussage, macht das Geschehen lebendig.
Das Gespräch	Die möglichen thematischen Dimensionen des Textes sollten Gegenstand des Gespräches sein. Öffnende Fragestellungen sind hier sinnvoll, da sie breite Möglichkeiten der Gesprächsteilnahme eröffnen: *Textbezogene Fragen:* Hat Ihnen der Text gefallen? Hätten Sie sich ähnlich verhalten? Können Sie sich ein anderes Ende vorstellen? Warum verhalten sich die Personen wohl so? *Weiterführende Fragestellungen:* Wie haben Sie Urlaub erlebt in ihrer Kindheit? Wie sind Sie zu Ihrem Beruf gekommen? Welche Erinnerungen haben Sie an Ihre Schulzeit? *Fragen mit direktem Bezug zu den Teilnehmer*innen:* Frau Schulte, wie war denn Ihre Schulzeit? Herr Müller, Sie waren doch begeisterter Fahrradfahrer, wie sehen Sie das denn mit den E-Bikes? Frau Maier, war Sport für Sie früher wichtig? Herr Steffen, hatten Sie ein besonderes Hobby in Ihrer Kindheit/Jugend?
Abschluss	Die Teilnehmer*innen sollten den Gesprächskreis zufrieden und entspannt verlassen. Ein Abschlusslied, ein kurzes Gedicht, das gemeinsame Aufräumen und der Ausblick auf das nächste Treffen könnten dazu beitragen.

Ein Textbeispiel

Mit siebzehn hat man noch Träume

Die Welt sah gleich ganz anders aus durch eine klare Windschutzscheibe, er fuhr vorbei an Feldern, die von Rauhreif überzogen waren, auch die Bäume waren weiß, Eisblumen an den Zweigen, kurze Blüte am Dezembermorgen, bis die Sonne sie erwischte. Auf einem Zaunpfahl sah er einen Mäusebussard, reglos wie ein Wappentier, nur wacher, man war froh, dass man kein kleines Tier auf einem kahlen Feld war.

Er summte etwas vor sich hin und merkte erst nach einer ganzen Weile, welches Lied das war. Oh nein, Roland Kaiser. Es würde jetzt den ganzen Tag in seinem Kopf rotieren. Frei, das heißt allein, so wie der Wind, ohne ein Ziel. Frei, das wollt ich sein, warum lag mir daran so viel? Es gab zu jedem Lebensthema einen deutschen Schlager, und er kannte leider alle. Ingwer Feddersen, die Hitparade auf zwei Beinen, und er hatte die Lieder nicht unter Kontrolle. Sie spielten sich von selbst ab, schalteten sich ein in seinem Kopf, ob er es wollte oder nicht. Wenn er es merkte, war es schon zu spät, sie setzten sich dann fest, für Stunden, manchmal Tage. Ohrwürmer, die man keinem Menschen wünschte. Allein sein Fundus für das Thema Einsamkeit war praktisch unbegrenzt: Einsamkeit hat viele Namen ... Christian Anders. Bist du einsam heut' Nacht ... Peter Alexander. Zu viel allein bringt dir nur Schmerz, oh ja, nicht mal die Zeit hilft gegen Einsamkeit ... Cliff Richard.

Frühkindliche Prägung, Ragnhild hatte ihm das mal erklärt. Die Lieder waren für ihn wie der Wortschatz seiner Muttersprache. Er war mit ihnen aufgewachsen und er würde sie nicht mehr verlernen. „Also wie bei dir und deinen Tischmanieren", hatte er gesagt, aber das sah Ragnhild anders. Das war Blödsinn. Was für Tischmanieren überhaupt?

Seine Lieder hatte er von Marret. Es gab ein paar sehr frühe und verwackelte Erinnerungen an sie, unwirklich wie Träume, aber immer mit Musik. Ein Gleiten, Drehen wie auf einem Kinderkarussel, ein Licht, ein Lied, sehr leise. Geruch von kaltem Rauch, ein Morgenlicht, das durch ein Fenster fiel. Wir wollen niemals auseinandergehen ... Er musste noch sehr klein gewesen sein, weil er auf ihren Füßen stand. Sie hielt ihn an den Händen, und sie sang. Zwei Paar nackte Füße, kein Geräusch auf dem polierten Holz, sie waren wohl im Brinkebüller Saal. Stille, große Kreise, und in den Sonnenstrahlen schwebte Staub. Wir wollen niemals auseinandergehen ...

Marrets Schlager hatten ihm den Schlaf geraubt, seit er verstand, was da gesungen wurde. Immer schienen alle wegzugehen in ihren Liedern, abzureisen, durften niemals bleiben, wären gern geblieben, mussten Abschied nehmen. Wir wollen immer zueinanderstehen. Mussten aber. Immer Träume, Tränen, Herzen, die gebrochen wurden, immer nachts. Das ganze Küssen und das Weinen, Weggehen und Warten. Mag auf der großen Welt auch noch so viel geschehen ...

Jeden Abend, wenn sie ihm die Brust mit Wick-Erkältungstee eingerieben hatte, stellte sie den Tonbandkoffer an sein Bett. Drückte auf den Startknopf, deckte ihn schnell zu und ließ ihn in der Obhut ihrer Lieder. Schlager aus dem Radio, die sie selbst aufgenommen hatte. Lohnt sich nicht, my Darling, die ersten Takte fehlten oft, und nach dem Ende eines Liedes hörte man den abgewürgten Rundfunksprecher, wenn sie nicht schnell genug die Stopptaste gedrückt hatte. [...]

Er verließ die Autobahn, fuhr auf die Landstraße, an Windrädern vorbei, die sich nicht drehten. Die Sonne und der Raureif zeichneten die Landschaft weich, selbst die Silageballen, die in grünen Plastikhäuten auf den Feldern lagen, schimmerten. Die Dörfer hatten ihre Straßen weihnachtlich geschmückt mit Sterngirlanden oder ausgesägten Weihnachtsmännern, die an den Straßenlampenmasten lehnten, mit Engeln, die den Kreisverkehr beleuchteten (Hansen, 2021, S. 220).

Erläuterung zum Text

Der voranstehende Text ist ein Auszug aus dem Roman „Mittagsstunde" von Dörte Hansen. Es ist die Geschichte des fiktiven Dorfes Brinkebüll, sie beschreibt vielfältige Veränderungen des Lebens auf dem Lande seit den Sechzigerjahren. Im Mittelpunkt des Romans steht die Familie Feddersen. Ihre Geschichte wird vornehmlich aus der Perspektive des 1966 geborenen Ingwer Feddersen erzählt, der inzwischen 40 ist und an der Kieler Universität Archäologie doziert. Der Textausschnitt beschreibt, wie er von Kiel zurück in sein Heimatdorf Brinkebüll fährt. Dabei erinnert er sich an die vielen Lieder, die er in seiner Kindheit kennen gelernt hat. Marret (seine Mutter) und Ragnhild (eine Mitbewohnerin seiner WG in Kiel) sind die weiteren Personen im Textausschnitt.

Gesprächsanlässe

Gibt es auch in meinem Musikbestand Lieder, die mich ein Leben lang begleitet haben? Kenne ich auch Lieder, die, wenn ich sie einmal im Kopf habe, mich nicht loslassen und als Ohrwurm durch den Tag begleiten? Was sind das für Lieder? Sind welche dabei, die im Text genannt werden, oder hatte ich andere Lieblingslieder?

So könnte der Einstieg in den Austausch zum Text erfolgen, der dann sicher auch dazu führen kann, einzelne Lieder vorzuspielen oder auch gemeinsam zu singen. Das Internet eröffnet hier alle Möglichkeiten.

Technische Möglichkeiten: Mit welchen Medien wurde früher Musik angeboten? Tonband, Cassette, CD bis zum Download heute. Hier könnten ebenfalls vergangene Erfahrungen und neue Möglichkeiten erinnert und besprochen werden.

Das Ende Textes verweist auf Weihnachten. Dekoration in den Städten und in den eigenen vier Wänden, in der gesamten Einrichtung oder im eigenen Zimmer.

Wie sind da die Traditionen? Welche Vorlieben gibt es? Was könnte auch gemeinsam gestaltet werden?

Im Wesentlichen sind es diese drei Themenkreise, die der Text anbietet – allen voran aber der Blick auf die Bereiche Lieder/Singen. Über den Erzählkreis hinaus könnte sich daraus auch ein Singkreis ergeben. Ebenso wäre es denkbar, wenn der kurze Text aus dem Roman neugierig gemacht hat, gemeinsam die Verfilmung des Romans anzusehen.

Aufgabe

Welche Freizeitmöglichkeiten gibt es in Einrichtungen der stationären Altenpflege, in der Sie Ihre Praktika machen bzw. gemacht haben? Welche Möglichkeiten haben die alten Menschen, ihre Freizeit zu gestalten, miteinander zu interagieren und zu kommunizieren? Erstellen Sie eine Wochenübersicht der Angebote.

6.4 Tod und Sterben

Kompetenz nach PflAPrV

Kommunikation und Beratung personen- und situationsorientiert gestalten (II. 1.c)

Die Absolventinnen und Absolventen ...
nutzen Empathie, Wertschätzung, Akzeptanz und Kongruenz für eine professionelle Beziehungsgestaltung mit alten Menschen (BMJ, 2018, S. 1607).

Der Alterungsprozess bringt für viele Menschen, die ihn durchleben, Verlusterfahrungen mit. Eine ganz zentrale Erfahrung ist sicher der Tod nahestehender Menschen. Aber es gibt weitere Verluste, mit denen eine Auseinandersetzung erforderlich ist, weil sie den einzelnen Menschen in seiner Lebenswelt betreffen, beeinträchtigen und Trauer hervorrufen können. Trauerprozesse können ausgelöst werden durch die Erkenntnis:

- bestimmte Lebensziele nicht erreicht zu haben,
- nicht mehr selbstständig leben zu können, die eigene Wohnung aufgeben zu müssen,
- dass Körper und Geist in ihrem Leistungsvermögen kontinuierlich nachlassen,
- dass der Kreis der Freunde abnimmt, niemand zu Besuch kommt und Vereinsamung Platz greift.

In all den genannten Lebenssituationen ist es wichtig, Menschen zu finden bzw. zu haben, die einem durch Kommunikation und Interaktion – im Gespräch und im Handeln – das Gefühl vermitteln, eben nicht allein zu sein. Sich angenommen fühlen und aufgehoben sein, das sind wahrscheinlich die primären Aufgaben, die es zu lösen gilt.

Es sind sicher viele weitere Ursachen denkbar, die bei Menschen Trauer hervorrufen. Der Verlust nahestehender Angehöriger oder Freunde ist wahrscheinlich der schwerwiegendste Grund. Von daher soll an dieser Stelle diese Situation aus kommunikationstechnischer Sicht genauer vorgestellt werden.

„Wir haben uns abgewöhnt, über den Tod zu sprechen, dabei stirbt etwa alle 30 Sekunden in Deutschland irgendwo ein Mensch. In manchen Jahren sind es im ganzen Land 800.000, in anderen fast eine Million. Ständig trauern Tausende Menschen zur gleichen Zeit um einen ihrer Lieben. Und dann bricht auch noch die Pandemie über die Welt herein, die uns jeden Tag vor Augen führt, dass unser Leben endlich ist, in der bislang über 94.000 Menschen gestorben sind“ (Koopmann, 2022, S. 13).

Die zitierte Aussage führt uns zu einem Beispiel vom Beginn des Buches: Madame Laurant, die Corona-Patientin aus dem benachbarten Frankreich, hatte ihren Mann in der Pandemie durch das Virus verloren. In Altenheimen sind damals überproportional viele Menschen gestorben. Sterben gehört – auch unabhängig von Corona – zum Leben in der stationären Altenhilfe. Wie sollten Fachkräfte in derartigen Situationen reagieren? Wie sollten alte Menschen in ihrer Trauer begleitet werden?

Um hier adäquate Antworten zu geben, ist es wichtig, einen Blick auf den typischen Trauerprozess zu werfen. Orientierung bietet das Modell von Verena Kast (Kast, 1984). Unter Bezugnahme auf die Grundlagen der Kommunikation werden den vier Phasen angemessene Kommunikations- und Interaktionsmöglichkeiten zugeordnet.

Die vier Phasen der Trauer nach Verena Kast

Die Phasen können unterschiedlich lange dauern, von Stunden und Tagen bis hin zu Wochen und Monaten oder Jahren. Sie werden – je nach Persönlichkeitsmerkmalen des Trauernden – unterschiedlich erlebt und verarbeitet.

Phase 1: Schockphase oder Nicht-Wahr-haben Wollen

Das Geschehene, der Tod des geliebten Menschen wird noch nicht realisiert. Enge Freunde, nahestehende Verwandte, sie stehen unter Schock. Verzweiflung steht im

Vordergrund, Rat- und Hilflosigkeit macht sich breit. Die Situation wird noch nicht erfasst, sie wird geleugnet, man will es nicht glauben. Manche Menschen brechen in diesen Momenten zusammen, andere werden apathisch, erstarren. Es kommt auch häufig zu körperlichen Reaktionen: erhöhter Pulsschlag, Schwitzen, motorische Unruhe und Übelkeit, Erbrechen. Das Erlebte schlägt auf den Magen.

Angemessene Interaktion und Kommunikation
Trauernde sind im ersten Moment sicher überfordert. Das kann sich auf die besonderen Anforderungen beziehen, die mit dem Todesfall zusammenhängen oder auch auf alltägliche Anforderungen. So könnte der trauernden Zimmernachbarin geholfen werden, eine Beileidskarte zu schreiben oder indem man sie beim Spaziergang begleitet. Wichtig ist, da-zu-sein, sich anzubieten, die Trauersituation gemeinsam auszuhalten. Das heißt, die Fachkraft sollte häufiger als üblich nach den Betroffenen schauen. Gefühle stehen dabei sicher im Zentrum. Hier gilt es, auch extreme Gefühle zuzulassen, Verständnis zu zeigen und auch eigene Gefühle zu vermitteln. „Ich kann Ihren Schmerz gut verstehen.“ – „Wenn Sie Hilfe benötigen, nicht allein sein mögen, melden Sie sich.“ – „Ich bin für Sie da.“

Phase 2: Aufbrechende Emotionen
Schmerz, Wut, Leid, Aggression, Freude, Trauer, Ängste: Es gibt verschiedene Formen von Gefühlsausbrüchen, die sich jetzt Bahn brechen können. Die Aggressionen können zur Fremdanklage werden: „Warum ausgerechnet ich?“ – „Warum hast du mich allein zurückgelassen?“ oder auch zur Selbstanklage – „Warum habe ich nicht besser für dich gesorgt?“ – „Warum war ich nicht im entscheidenden Moment da?“ –. Der Trauernde entwickelt Schuldgefühle, die über ihn hereinbrechen und ihn belasten.

Angemessene Interaktion und Kommunikation
Neben den Reaktionen aus der ersten Phase, die auch hier weiter angemessen sind, ist es wichtig, negative Gefühle (Wut, Zorn, Aggression, Angst) weiterhin zuzulassen. Man ist schnell geneigt, die Trauerenden abzulenken: „Wir gehen mal in Aufenthaltsraum, da kommen Sie auf andere Gedanken.“ Dies kann aber dazu führen, dass Gefühle verdrängt und nicht verarbeitet werden. Dementsprechend ist es auch weiterhin wichtig zuzuhören, zu begleiten. „Ich bin da, ich höre zu.“ – „Sie müssen kein schlechtes Gewissen haben, Sie können alles aussprechen, was Sie bedrückt.“ – „Erzählen Sie ruhig, was Sie mit der Verstorbenen verbindet.“ Ggf. können Hinweise gegeben werden, wie das Erlebte verarbeitet werden kann, z. B. durch Schreiben, Malen/Zeichnen, gemeinsam Musik hören, alte Spazierwege gehen.

Phase 3: Suchen und Sich-Trennen

In der Trauerphase wird der verlorengegangene Mensch gesucht: das zurückliegende gemeinsame Leben, Orte, die zusammen häufig aufgesucht wurden. Auch in anderen Mitmenschen sucht man den Verstorbenen: In seiner Art zu sprechen, in seiner Mimik, in seinen Gesten. Auf diesem Weg soll die Beziehung fortgesetzt, „gerettet" werden. So entstehen Gefühle von Begegnung, die schmerzhaft und schön zugleich sein können. In dieser Phase ist es wichtig, irgendwann zum Leben zurückzukehren. Es gilt, die innere Entscheidung zu treffen, Ja zum (Weiter-)Leben zu sagen. Hier könnten kleine Aktivitäten stattfinden: Blumen für das Grab kaufen und hinbringen, ein Kirchenbesuch/Kerze anstecken, eine vertraute Parkbank aufsuchen, Geburtstag/Namenstag feiern.

Angemessene Interaktion und Kommunikation

Es ist weiterhin wichtig, den Trauernden in der inneren Auseinandersetzung mit dem Verstorbenen zu begleiten. Aus den Spaziergängen, die früher gemeinsam unternommen wurden, aus den Lieblingssendungen, die man zusammen gesehen hat, aber auch den gemeinsam erlebten Enttäuschungen und Auseinandersetzungen entsteht eine vielschichtige Gefühlswelt. Diese gilt es weiterhin zu akzeptieren. Zeit geben und Geduld zeigen: Dies vermittelt dem Trauernden, dass er weiterhin nicht allein ist und ein Anrecht auf seine Trauer hat. „Nehmen Sie sich Zeit für die Erinnerungen." – „Sie können mir die Geschichte gerne noch einmal erzählen." – „Wenn man sich so lange gekannt hat, braucht der Abschied Zeit."

Auch abwegige Gedanken können in dieser Phase auftauchen (Zweifel am Tod); auch diese sollten zugelassen, aber nicht unterstützt werden. Bei suizidalen Gedanken ist eine erhöhte Aufmerksamkeit wichtig. Diese sollten dann auch offen angesprochen und ggf. therapeutisch aufgefangen werden.

Phase 4: Neuer Selbst- und Weltbezug

Es kehrt innere Ausgeglichenheit und Ruhe ein. Der oder die Verstorbene hat seinen/ihren Platz im Leben gefunden, bleibt Teil eines Lebens, das weitergeht, in dem neue Pläne geschmiedet werden.

Angemessene Interaktion und Kommunikation

Der Trauernde sollte nun in die „Realität", in den neuen Alltag, begleitet werden. Es kann weiterhin notwendig sein, ihn auf diesem Weg zu unterstützen. Die Wahrnehmung der Freizeitangebote in der Einrichtung, der Gang in den Speisesaal, die Teilnahme an der Sonntagsmesse finden nun nach einem durchlebten Trauerprozess ohne den geliebten Lebenspartner statt, ohne die nahestehende Freundin, den langjährigen Sitznachbarn. Da kann Trauer immer wieder auftreten. Der Trauernde sollte aber in diesem Prozess unterstützt und motiviert werden. „Schön, dass Sie heute Nachmittag am Singkreis teilnehmen werden." – „Die Messe morgen hält wieder Pfarrer Rein, wie wäre es, haben Sie Lust?" – „Schön, die neue, bunte Bluse steht Ihnen wirklich gut."

Die vier Dimensionen einer Nachricht

Alle vier Dimensionen einer Nachricht – Sachebene, Selbstoffenbarung, Beziehungsseite und Appell – kommen selbstverständlich auch beim Thema Tod in allen kommunikativen Äußerungen vor (**Kap. 1.1**).

Auf der Sachebene ist es der Tod eines nahestehenden, geliebten Menschen, als unumkehrbare Tatsache, der bei allen Gesprächen, bei allem gemeinsamen Handeln und Erleben – ob ausgesprochen oder mitgedacht – präsent ist. Er darf nicht verdrängt werden.

Auf der Selbstoffenbarungsseite ist es die Vermittlung meiner Offenheit für den anderen, meiner Bereitschaft und Fähigkeit, mich in sie/ihn hineinzuversetzen.

Auf der Beziehungsseite ist es die bedingungslose Annahme des anderen, die Nähe zu einem trauernden Menschen. Es gibt ihm gegenüber keine Bevormundung, er fühlt, dass er mir wichtig ist.

Auf der Appellseite mache ich dem trauernden Menschen deutlich, dass er seinen Gefühlen freien Lauf geben kann. Er soll sich in seiner Trauer zeigen können, er soll nichts verstecken, nichts verdrängen. Das sollte als Aufforderung verstanden werden.

Wichtig: Aller Äußerungen sind getragen von kongruenter Mimik und Gestik (Embodiment!), von kongruentem Handeln.

Aufgabe

Sind Sie selbst schon einmal mit dem Tod einer nahestehenden Person konfrontiert worden? Wie sind Sie mit dieser Situation umgegangen? Finden Sie sich in den beschriebenen Trauerphasen wieder? Ist Ihr Umfeld angemessen mit Ihnen umgegangen?

Sollten Sie selbst bisher keine Erfahrungen gemacht haben, fragen Sie ggf. Ihre Eltern oder Freunde.

Stellen Sie die Ergebnisse in der Lerngruppe vor, tauschen Sie sich aus.

Anhang

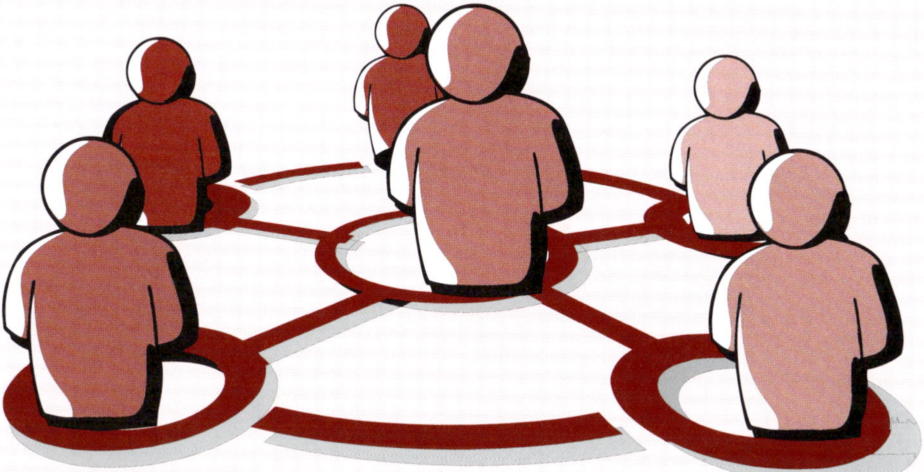

Literatur

AKIK (Hrsg.). (2018). *Festschrift zum 50jährigen AKIK-Jubiläum.* Verfügbar unter https://www.akik.de/was-wir-tun/each/each-kongress

Albat, D. (2013, 15. Juni). *Spiegelneuronen. Psychopathen besitzen den Schalter fürs Mitgefühl.* SPIEGEL Wissenschaft. Verfügbar unter https://www.spiegel.de/wissenschaft/mensch/spiegelneuronen-psychopathen-koennen-mitgefuehl-anknipsen-a-910023.html

Apeltauer, E. (2001). *Grundlagen des Erst- und Fremdsprachenerwerbs.* Langenscheidt.

Atassi, N. (2021, 8. September). *Pflege am Limit: Krankenschwester auf einer Corona-Station* [Podcast]. SWR1. Verfügbar unter https://www.swr.de/swr1/bw/programm/pflege-am-limit-krankenschwester-auf-einer-corona-station-100.html

Aus der Mark, I. (2020, 18./19. Juli). *Nur noch ein Jahr zu leben.* Süddeutsche Zeitung.

Ausgezeichnet. Für Kinder. (2020, 16. März). *Staatssekretär Andreas Westerfellhaus sendet eine Videobotschaft anlässlich der Verleihung der ersten Zertifikate „Ausgezeichnet. FÜR KINDER 2020 – 2021“* [Pressemitteilung]. Verfügbar unter https://ausgezeichnet-fuer-kinder.de/fileadmin/inhalt/pressemitteilungen/Pressemitteilung_AfK_Berlin_2020_03_16_V.pdf

Baacke, D. (1984). *Der sozialökologische Ansatz zur Beschreibung und Erklärung Jugendlicher.* Leske.

Balthasar, C. (Regie). (2021). *Bring mich nach Hause* [Film]. Rowboat Film- und Fernsehproduktion. Verfügbar unter https://www.zdf-studios.com/de/programmkatalog/international/drama/tv-movies/crime-suspense/bring-mich-nach-hause

Betanet (2023). *Demenz. Krankenhausaufenthalt.* Zugriff am: 05. 03. 2023. https://www.betanet.de/demenz-krankenhausaufenthalt.html

Bibliomed (Hrsg.). (2017). Klartext reden! – Wie Pflegende und Ärzte besser kommunizieren [Themenheft]. *Die Schwester Der Pfleger, 56*(2).

Bienstein, C. & Fröhlich, A. (2016). *Basale Stimulation in der Pflege. Die Grundlagen.* Hogrefe. https://doi.org/10.1024/85648-000

Bischofberger, I. (2011). Humor und Lachen. In D. Sauter, C. Abderhalden, I. Needham & S. Wolff (Hrsg.), *Lehrbuch Psychiatrische Pflege* (S. 767–776). Hogrefe.

Brand-Hörsting, B. (2019). *Wertschätzende Kommunikation für Pflegefachkräfte und Ärzte.* Junfermann.

Brandt, M. (2019). *Blackbird.* Kiepenheuer & Witsch.

Büker, H.-J. (1995). *Altenpflege als Beruf.* Vincentz.

Büker, H.-J. & Schumacher, M. (1992). *Lesen und Erzählen. Literatur im Leben älterer Menschen.* Vincentz.

Büker, H.-J. & Schumacher, M. (2021). *Lebensweltorientierte Pflege*. Vincentz. https://doi.org/10.1515/9783748603634

BMFSFJ. (2005). *Personalmanagement in der Altenpflege*. Verfügbar unter https://www.bmfsfj.de/resource/blob/79018/96267720a6ff2e47977a6a01ab08a02b/expertise-personalmanagement-stationaere-pflege-data.pdf

BMJ. (2018). *Bundesgesetzblatt Jahrgang 2018 Teil I Nr. 34*. Bundesanzeiger.

Charité. (2013, 9. Januar). *Heilendes Wohlbefinden für Intensivpatienten. Siegerentwurf zu Innendesign wird an Charité umgesetzt* [Pressemitteilung]. Verfügbar unter https://www.charite.de/service/pressemitteilung/artikel/detail/heilendes_wohlbefinden_fuer_intensivpatienten/

DADO (Hrsg.). (2020). *Sprachleitfaden „Demenz"*. Verfügbar unter https://www.deutsche-alzheimer.de/fileadmin/Alz/pdf/Broschueren/Sprachleitfaden-Demenz-INTERNET.pdf

Deinet, U. (2005). *Aneignung der Lebenswelt – Entwicklungsaufgabe der Teenies*. Verfügbar unter https://docplayer.org/21668602-Aneignung-der-lebenswelt-entwicklungsaufgabe-der-teenies.html

Deutsche Alzheimer Gesellschaft (Hrsg.). (2022). *Patienten mit einer Demenz im Krankenhaus* (8. Aufl.). Verfügbar unter https://www.deutsche-alzheimer.de/fileadmin/Alz/pdf/Broschueren/patienten_mit_demenz_im_krankenhaus_komplett.pdf

Deutsche Alzheimer Gesellschaft (Hrsg.). (n.d.). *Umgang und Kommunikation*. Verfügbar unter https://www.deutsche-alzheimer.de/mit-demenz-leben/umgang-und-kommunikation

Deutsche Krankenhausgesellschaft. (n.d.). *Themenseite Demenz*. Verfügbar unter https://www.dkgev.de/themen/medizin-wissenschaft/versorgungsformen/demenz/best-practice-beispiele-demenz/

DGAI. (n.d.). *Ausstattung auf der Intensivstation*. Verfügbar unter https://www.zurueck-ins-leben.de/intensivstation/aufbau-der-intensivstation.html

DGP (Hrsg.). (2012). *Kollegiale Beratung in der Pflege*. Verfügbar unter https://dg-pflegewissenschaft.de/wp-content/uploads/2017/05/LeitfadenBIS1.pdf

DGSv (Hrsg.). (2017). *Ethische Leitlinien der Deutschen Gesellschaft für Supervision und Coaching e.V.* Verfügbar unter https://www.dgsv.de/wp-content/uploads/2023/10/DGSv_Ethische-Leitlinien_2023.pdf

Die Patientenplattform. (n.d.). *Wenn das Kind ins Krankenhaus muss*. Verfügbar unter https://www.krankenhaus.de/aufenthalt/wenn-das-kind-ins-krankenhaus-muss-darauf-sollten-sie-achten/

Doppelfeld, S. & Zwicker-Pelzer, R. (2014). *Supervision von Pflegekräften im Gesundheitswesen* [Arbeitspapier]. Verfügbar unter https://perspektive-demenz.de/wp-content/uploads/2019/09/Supervision_Forum-in-Friedichshafen.pdf https://doi.org/10.2307/j.ctvddzns4.20

Eckardt, J. (2020). *Gespräche bei Demenz und Alzheimer*. Duden.

Ehrentraut, R. (2018). Angst- und Schmerzprophylaxe für Kinder im Krankenhaus. In AKIK (Hrsg.), *Festschrift zum 50jährigen AKIK-Jubiläum* (S. 14–16). Verfügbar unter https://www.akik.de/was-wir-tun/each/each-kongress/

Elfert, U. (n.d.). *Spracherwerbstheorien und alltagsintegrierte Sprachbildung*. Verfügbar unter https://sprachbildung.net/spracherwerbstheorien/

Frank, A.-C. (2021, 24. Januar). *7 Grundemotionen nach Paul Ekman*. Verfügbar unter https://www.neverest.at/blog/7-grundemotionen-paul-ekman/

Geiger, A. (2012). *Der alte König in seinem Exil*. dtv.

Gesellschaft für Sensorische Integration. (n.d.). *Was ist sensorische Integration?* Verfügbar unter https://gsid.de/was-ist-si/

Gross, H. (2021, 19. April). *Macht die Intensivstation krank?* [Podcast]. SWR2 Wissen. Verfügbar unter https://www.swr.de/swr2/wissen/macht-die-intensivstation-krank-102.html

Halblützel, C. (2016). Doping ohne Pillen. So einfach wie Lachen. *Praxis Pflegen, 27*, 12–15.
Hansen, D. (2021). *Mittagsstunde.* Penguin.
Haug-Schnabel, G. & Bensel, J. (2017). *Grundlagen der Entwicklungspsychologie.* Herder.
Herrmann, S. (2021, 29. Oktober). Was von Gesprächen bleibt. *Süddeutsche Zeitung.*
Hoos-Leistner, H. (2019). *Kommunikation im Gesundheitswesen.* Springer. https://doi.org/10.1007/978-3-662-59220-5
Internationaler Förderverein Basale Stimulation. (2020). *Basale Stimulation im Kontext Pädagogik und Pflege.* Verfügbar unter https://basale-stimulation.de/wp-content/uploads/2020/08/Praxisbeispiel_Paedagogik_Pflege_Homepage.pdf
Jancke, G. (2016, 28. Oktober). *Humor in der Pflege: Lachen gefährdet die Krankheit.* Verfügbar unter https://www.bibliomed-pflege.de/news/29596-humor-in-der-pflege-lachen-gefaehrdet-die-krankheit
Kast, V. (1984). *Trauern. Phasen und Chancen des psychischen Prozesses.* Herder.
KDA (Hrsg.). (2021). *Mehr als Worte. Gelingende Kommunikation mit Menschen mit Demenz.* Verfügbar unter https://alter-pflege-demenz-nrw.de/wp-content/uploads/2022/03/kda_broschuere_demenz_300921_web.pdf
Kellnhauser, E. (2018, 24. April). *„Ich bin dein Patient“.* Verfügbar unter https://www.bibliomed-pflege.de/sp/artikel/35141-ich-bin-dein-patient
Kindergarten heute Spezial (Hrsg.). (2003). *Sprachentwicklung und Sprachförderung – Grundlagen für die pädagogische Praxis.* Herder.
Koopmann, C. (2022, 16./17. Oktober). *Am Ende. Buch zwei.* Süddeutsche Zeitung.
Krack, M. (2005). *Der Umgang mit verschiedenen Patiententypen.* Verfügbar unter https://media.zwp-online.info/archiv/pub/gim/zwp/2005/zwp1205/zwp1205_018_021_nid.pdf
KuKuK-TV. (2019, 10. Juni). *Alzheimer und ich! (Erinnerung an Richard Taylor)* [Video]. Verfügbar unter https://www.youtube.com/watch?v=OktU6fHvIyY
Leist-Villis, A. (2020). *Wie erwerben Kinder Sprache?* Verfügbar unter http://www.sprachfoerderung.info/spracherwerb.htm
Lemke, P. (2021). *Pflegeberufegesetz & Pflegeberufeausbildungs- und -Prüfungsverordnung.* Independently published.
Leroy, P. (2018). Willst du mich wirklich verletzen. In AKIK (Hrsg.), *Festschrift zum 50jährigen AKIK-Jubiläum* (S. 12–13). Verfügbar unter https://www.akik.de/was-wir-tun/each/each-kongress/
Mall, W. (2001). Was von diesen Menschen kommt, passt zu uns – Basale Kommunikation. *Orientierung, 2001*(2), 17–19.
Marien Krankenhaus Hamburg. (n.d.). *Unsere Begleitung bei Demenz.* Verfügbar unter https://www.marienkrankenhaus.org/geriatrie/unsere-klinik/demenz/
Mohr, L. (2022). *Was ist Basale Stimulation? Ein Vorschlag zur Begriffsklärung.* Verfügbar unter https://www.peterschaufler.at/downloads/peterschaufler-was-ist-basale-stimulation-d62ce15d.pdf
Nativismus. (2022, 19. November). In *Wikipedia.* Zugriff am 19. November 2022 unter https://de.wikipedia.org/wiki/Nativismus_(Psychologie)
Pilz, S. (2015, 6. Oktober). *Effektiv und sicher kommunizieren im Krankenhaus: Das Tool SBAR.* Medemus. Verfügbar unter https://www.medemus.de/effektiv-und-sicher-kommunizieren-im-krankenhaus-das-tool-sbar/
PPM. (n.d.). *Zehn-R-Regel der Medikamentengabe.* Verfügbar unter https://www.ppm-online.org/pflegestandards/medikamentenplan/10-r-regel/
praktischArzt. (n.d.). *Patiententypen richtig verstehen und Tipps für den richtigen Umgang.* Verfügbar unter https://www.praktischarzt.de/magazin/richtiger-umgang-mit-patiententypen/

Proksch, S. (2010). Humor und Lachen in der Pflege. In S. Kränzle, U. Schmid & C. Seeger (Hrsg.), *Palliative Care. Handbuch für Pflege und Begleitung* (S. 196–261). Springer.

Reinberger, S. (2011, 1. Dezember). *Spieglein, Spieglein im Gehirn.* Das Gehirn.info. Verfügbar unter https://www.dasgehirn.info/denken/im-kopf-der-anderen/spieglein-spieglein-im-gehirn

Saul, A. (Regie). (2021). *Die Welt steht still* [Film]. Network Movie. Verfügbar unter https://www.zdf-studios.com/de/programmkatalog/international/drama/tv-movies/drama/die-welt-steht-still

Schmerfeld, K. & Schmerfeld, J. (2000). Interprofessionelle Kooperation im Krankenhaus. In *Jahrbuch für Kritische Medizin 33* (S. 94–109). Argument. Verfügbar unter https://www.researchgate.net/profile/Jochen-Schmerfeld/publication/333812037_Interprofessionelle_Kooperation_im_Krankenhaus_1_Problembeschreibungen/links/5d068a4d299bf12e7be6becf/Interprofessionelle-Kooperation-im-Krankenhaus-1-Problembeschreibungen.pdf

Schmitt-Sausen, N. (2017). Heilende Architektur. Der Krankheit Raum geben. *Deutsches Ärzteblatt, 114*(13), 626–630.

Schneider, E. (2009). Das seelsorgerlich-beratende Kurzgespräch. *Loccumer Pelikan, 2009*(4), 172–175.

Siegl, J. (2022). *Themenwelt Demenz.* Verfügbar unter https://www.pflege.de/krankheiten/demenz/

Sonnenmoser, M. (2019). Architektur kinder- und jugendpsychiatrischer Kliniken. Höheres Commitment – geringere Aggressivität. *Deutsches Ärzteblatt, 116*(8), 358–359.

Spielberg, P. (2020). Betreuung von Menschen mit Demenz im Krankenhaus. Haltungsänderung gefordert. *Deutsches Ärzteblatt, 117*(5), 220–221.

Statista. (2002). *Durchschnittliche Verweildauer in deutschen Krankenhäusern in den Jahren 1992 bis 2019.* Verfügbar unter https://de.statista.com/statistik/daten/studie/2604/umfrage/durchschnittliche-verweildauer-im-krankenhaus-seit-1992

Stiegele, J. (2018). *Innengestaltung der Kinderklinik Augsburg.* Verfügbar unter https://www.utopia-toolbox.org/site/uploads/2018/11/PILOTProjekt-Innengestaltung-Kinderklinik_2015-18.pdf

Stiegele, J. (2020). Healing Design für eine Kinderklinik. Eine Mikro-Revolution. In J. Stiegele (Hrsg.), *Utopia Toolbox* (S. 329–348). Toolbooks.

Suter, M. (1999). *Small World.* Diogenes.

Techtmann, G. (2015). *Die Verweildauern sinken. Statistische Analysen zur zeitlichen Entwicklung der Verweildauer in stationären Pflegeeinrichtungen.* Verfügbar unter https://alters-institut.de/wp-content/uploads/2020/08/Alters-Institut-Die-Verweildauern-sinken-2015.pdf

Theiss, C. & Storch, M. (2016). Embodiment – der Einfluss der Körperhaltung auf die Psyche. *Die Säule, 2016*(4), 6–12. Verfügbar unter https://www.majastorch.de/wp-content/uploads/2020/04/Artikel-Saeule-2016-4_Embodiment-S6-12.pdf

Tschacher, W. & Storch, M. (2017). Grundlagen des Embodiment-Ansatzes in den Humanwissenschaften. *Motorik, 2017*(3), 118–126. https://doi.org/10.2378/Mot2017.art20d

Unfallkassen und Berufsgenossenschaften. (2018). *Fremdgefährdende Patienten.* Sicheres Krankenhaus. Verfügbar unter https://www.sicheres-krankenhaus.de/notfall-ambulanz/taetigkeiten-na/fremdgefaehrdende-patienten

Vestische Kinder- und Jugendklinik Datteln. (n.d.). *Pädiatrische Fachrichtungen.* Verfügbar unter https://www.kinderklinik-datteln.de/die-kinderklinik/wir-ueber-uns/

Vollmer, T.C. (n.d.). *Effizienz statt Erholung. Warum deutsche Krankenhäuser keine heilende Umgebung bieten.* Verfügbar unter https://www.geo.de/wissen/gesundheit/18886-rtkl-effizienz-statt-erholung-warum-deutsche-krankenhaeuser-keine-heilende

von Thun, F.S. (2021). *Miteinander reden: 1.* Rowohlt.

Watzlawick, P., Beaven, J.H. & Jackson, D.D. (2017). *Menschliche Kommunikation. Formen, Störungen, Paradoxien.* Hogrefe. https://doi.org/10.1024/85745-000

Weinberger, S. (1992). *Klientenzentrierte Gesprächsführung*. Beltz-Juventa.
Wendlandt, W. (2017). *Sprachstörungen im Kindesalter*. Springer.
Wimmer, J. (2022, 15./16. Januar). Über Ärzte. *Süddeutsche Zeitung*.
Witte, F. (2020, 25./26. Juli). Licht, Luft und Smileys. *Süddeutsche Zeitung*.
Wittig, A., Dieterle, W.E., Schüpbach, H. & Wirschnig, M. (2006). Teamsupervision in der Krankenpflege – Erwartungen, Effekte und Nutzen. *Psychotherapie Psychosomatik Medizinische Psychologie, 56*(11), 450–456. https://doi.org/10.1055/s-2006-951819
Zeiher, H. (1983). Die vielen Räume der Kinder. Zum Wandel räumlicher Lebensbedingungen seit 1945. In U. Preuss-Lausitz (Hrsg.), *Kriegskinder, Konsumkinder, Krisenkinder. Zur Sozialisationsgeschichte seit dem Zweiten Weltkrieg* (S. 176–195). Beltz.
Zimmer, R. (1995). *Handbuch der Sinneswahrnehmung*. Herder.

Weiterführende Literatur

Deutsche Alzheimer Gesellschaft (Hrsg.). (n.d.). *Verlauf der Alzheimer Krankheit*. Verfügbar unter https://www.deutsche-alzheimer.de/demenz-wissen/die-alzheimer-krankheit

Autorenverzeichnis

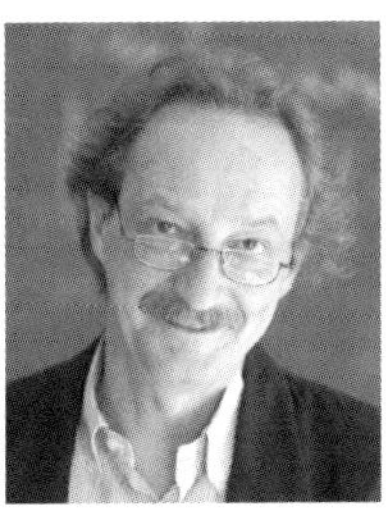

Heinz-Joachim Büker studierte Sozialpädagogik, Deutsch und Deutsch als Fremdsprache für das Lehramt Sekundarstufe II an berufsbildenden Schulen. Er war in unterschiedlichen Bereichen der Kinder-, Jugend- und Behindertenhilfe sowie als Fachbuchautor und Herausgeber im Bereich Altenpflege tätig.

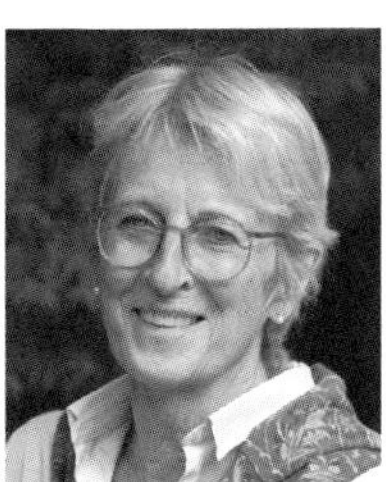

Margret Schumacher absolvierte ein Studium in Germanistik und Geschichte für das Lehramt an Gymnasien sowie ein Studium der Gerontologie an der Universität Osnabrück, Abt. Vechta, das sie als Diplomgerontologin abschloss. Sie unterrichtete an berufsbildenden Schulen, einer ihrer Schwerpunkte war die Ausbildung von Studierenden an Fachschulen im Sozialwesen (u. a. Heilerziehungspflege und Heilpädagogik).

Heinz-Joachim Büker als Leiter, Margret Schumacher als stellvertretende Leiterin haben gemeinsam mehr als zwanzig Jahre ein überregional ausgerichtetes Berufskolleg verantwortet. Sie haben hier die berufsbegleitende Aus- und Weiterbildung von erwachsenen Studierenden in pädagogischen und pflegerischen Handlungsfeldern inhaltlich und organisatorisch gestaltet. Darüber hinaus entwickelten sie Fortbildungsangebote für bereits ausgebildete Mitarbeiter*innen. Zu Beginn ihrer pädagogischen Tätigkeit waren sie als Mitglieder einer Lehrplankommission Curricula für die Fachschule für Altenpflege tätig.

Zentrales Anliegen ihrer didaktisch-methodischen Überlegungen ist der Transfer der unterrichtlichen Inhalte, wie sie die neuen Lehrpläne für Pflegefachfrauen und -männer vorsehen, in die Arbeitsfelder der Studierenden im Bereich der Pflege. Der Blick auf die Mitarbeiter*innen und deren Klientel steht dabei für sie im Fokus ihrer Arbeit. Die wesentlichen Paradigmen, die sie dabei leiten, finden sich auch in diesem Lehrbuch wieder: Empathie, Transparenz, Offenheit und Personen- und Situationsorientierung.

Sachwortverzeichnis